LE TRAITEMENT NATUREL
DES CÉPHALÉES
ET DES
MIGRAINES

Catalogage avant publication de Bibliothèque et Archives Canada

Chaput, Mario

    Le traitement naturel des céphalées et des migraines

    (Collection Santé naturelle)

    ISBN 2-7640-0774-4

I. Céphalée. 2. Migraine. 3. Céphalée - Médecines parallèles. 4. Migraine - Médecines parallèles. I. Titre. II. Collection: Santé naturelle (Éditions Quebecor).

RC392.C42 2004   616.8'49106   C2004-941273-6

LES ÉDITIONS QUEBECOR
7, chemin Bates
Outremont (Québec)
H2V 4V7
Tél.: (514) 270-1746
www.quebecoreditions.com

©2005, Les Éditions Quebecor
Bibliothèque et Archives Canada

Éditeur: Jacques Simard
Conception de la couverture: Bernard Langlois
Illustration de la couverture: Digital Vision
Révision: Jocelyne Cormier
Correction d'épreuves: Corinne de Vailly
Infographie: René Jacob, 15ᵉ Avenue infographie

Nous reconnaissons l'aide financière du gouvernement du Canada par l'entremise du Programme d'Aide au Développement de l'Industrie de l'Édition pour nos activités d'édition.

Gouvernement du Québec – Programme de crédit d'impôt pour l'édition de livres – Gestion SODEC.

Dans cet ouvrage, le masculin a été utilisé dans le seul but d'alléger le texte.

Imprimé au Canada

Mario Chaput, n.d.

LE TRAITEMENT NATUREL
DES CÉPHALÉES
ET DES
MIGRAINES

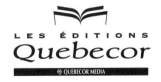

LES ÉDITIONS
Quebecor
QUEBECOR MEDIA

Avertissement

Les céphalées ou migraines peuvent avoir pour cause une maladie grave ou une lésion organique. Dans près de 2 % des cas, une hémorragie, une tumeur cérébrale, un glaucome, un anévrisme, une artérite temporale, une méningite ou une poussée d'hypertension peuvent expliquer le symptôme.

Les examens médicaux initiaux (scanner, thermographie, EEC-ECG) sont essentiels. Ils permettent de préciser si vos céphalées ont une origine lésionnelle et ne doivent donc pas être négligés. Le suivi naturopathique de deuxième intention demeure toutefois essentiel pour toute personne désirant supplémenter son alimentation. Les protocoles de supplémentation proposés tout au long de ce livre varient d'un individu à l'autre ; ils doivent être ajustés, personnalisés, selon votre âge, votre poids, votre état de santé et les médicaments que vous prenez. Les dosages mentionnés dans l'ouvrage représentent les quantités moyennes pour un adulte ne souffrant pas d'autres maladies que la céphalée ou la migraine. Les femmes enceintes doivent d'abord consulter un naturopathe diplômé et membre d'une association sérieuse, par exemple l'Association des diplômés en naturopathie du Québec (ADNQ). Il en va de même pour les enfants ou les personnes malades ou prenant des médicaments.

Préface

La parution de cet ouvrage rédigé par mon collègue et ami Mario Chaput répond à une urgente nécessité dans notre milieu. En effet, les migraines, les céphalées de différentes origines représentent pour le praticien en médecine naturelle de première ligne des affections habituellement observées, et cette situation ne pourra que s'étendre avec les mauvais comportements hygiéniques et alimentaires de la population. Si des examens plus pointus du domaine de l'imagerie médicale et autres conservent plus que jamais tous leurs sens, les explications détaillées de l'auteur sur le sujet donnent aux thérapeutes une définition logique du cadre précis de la maladie dans la presque totalité des cas. De nombreux rappels pharmacologiques rendus nécessaires viennent habilement enrichir le texte.

Ce sont les besoins auxquels Mario Chaput a voulu répondre en mettant cet ouvrage entre les mains des thérapeutes et des usagers. Toutefois, il s'adresse, selon moi, à un auditoire bien plus vaste. Tous les thérapeutes, quelle que soit leur orientation face à un problème de céphalée courante, voudront se référer à cet ouvrage. La clarté du style, l'approche pratique ainsi que les références scientifiques les plus actuelles, mais aussi très anciennes, de grande valeur assoient la qualité de son travail. Les écoles de médecine naturelle feront bien d'intégrer l'idée de ce livre dans leur programme d'études.

L'auteur a intelligemment retenu, en leur accordant toute l'attention requise, les pathologies les plus courantes et renvoie le lecteur, s'il y a lieu, à une abondante bibliographie.

Ne voulant admettre que ce qui fonctionne en thérapeutique et s'étant débarrassé de recettes le plus souvent inefficaces, l'auteur, grâce à ce livre, aidera à régler bien des problèmes

Dominik Lacroix
Directeur du groupe d'étude
en biologie alternative de Montréal

Introduction

Les céphalées et migraines sont au cœur de la pratique naturopathique. Voilà bien un des maux courants pour lesquels il n'est pas rare de voir les gens nous consulter. Cet ouvrage vise à vous faire connaître les différents types de céphalées et, surtout, le traitement naturel adapté à chaque cas. La nature est généreuse dans ses dispositions à venir en aide aux victimes de céphalées et migraines.

Pour éviter la confusion, lorsque vous parcourrez ce document, retenez que la migraine est un type de céphalées ; il en existe, en effet, plusieurs types. Quant au terme « céphalée », il n'est ni plus ni moins qu'un synonyme de mal de tête, terme encore trop souvent utilisé.

Bonne lecture !

Chapitre 1

L'inflammation et l'hyperviscosité sanguine

Certaines céphalées ainsi que la migraine sont étroitement liées aux processus de l'inflammation et de l'hyperviscosité sanguine (sang épais).

La migraine affecte près de 20 % des femmes et plus de 5 % des hommes en Amérique du Nord. Près de 2 % des enfants de moins de 7 ans sont migraineux, alors que 5 % le sont à 10 ans. Dès l'adolescence, les facteurs hormonaux établissent la prévalence de la migraine chez la femme, prévalence qui n'existe pas chez l'enfant. Les critères qui définissent la migraine sont capitaux, car ils facilitent la distinction de celle-ci avec les autres types de céphalées.

1. L'hérédité joue un rôle dans le développement de la migraine. Elle **ne condamne pas l'enfant** de parents migraineux à le devenir, mais le prédispose. Celui-ci a 50 % de risques d'être migraineux si l'un de ses parents l'est, et 75 % si les deux le sont.

2. La migraine apparaît en général dans l'enfance ou à la puberté. Il importe de mentionner que chez le petit enfant ne pouvant encore s'exprimer, elle se manifeste parfois simplement par des épisodes de vomissements cycliques.

3. Les crises de migraine sont périodiques. Entre celles-ci, la victime se sent bien.

4. La durée des crises est de l'ordre de 6 à 48 heures.

5. Les personnes atteintes sont victimes de manifestations digestives et sensorielles variées, en partie associées à la vasoconstriction artérielle intracrânienne non douloureuse qui précède la crise migraineuse. Cette vasoconstriction est responsable des scotomes, c'est-à-dire l'impression de voir des auras, et peut même parfois déclencher de véritables hallucinations (« syndrome d'Alice au pays des merveilles »). Une perte temporaire de la vue ou de la parole, de la difficulté à écrire ou à calculer, des bourdonnements d'oreilles, une paralysie partielle et réversible, des étourdissements peuvent accompagner ces manifestations (c'est ici que se définit la migraine d'accompagnement). Les manifestations digestives peuvent aller de la simple nausée aux vomissements, aux diarrhées, à la constipation, aux spasmes intestinaux, etc. La crise migraineuse est parfois précédée, quelques jours avant, d'hyperactivité, d'excitation excessive, d'augmentation de la libido, de rages de sucre ou de sel et de changements de l'humeur.

6. La migraine débute en général en fin de nuit ou tôt le matin.

7. La douleur est pulsatile : elle semble accompagner le rythme cardiaque.

8. La migraine est unilatérale et change généralement de côté d'une crise à l'autre. Des examens approfondis sont capitaux si la douleur demeure toujours du même côté.

9. La crise doit disparaître lors de l'administration de vasoconstricteurs périphériques, le tartrate d'ergotamine, par exemple. La douleur ressentie lors de la migraine n'est pas provoquée par la vasoconstriction des artères du cerveau, celui-ci étant insensible. Elle résulte plutôt de la vasodilatation des artères périphériques de la boîte crânienne qui suit la vasoconstriction initiale.

10. Des symptômes psychologiques, des problèmes digestifs et des troubles végétatifs variés (photophobie, sensibilité accrue aux odeurs ou aux bruits, manque de concentration, tremblements, gêne respiratoire, besoin d'uriner, larmoiement, écoulement nasal, boule à la gorge ou à l'estomac, pâleur, palpitations, sudation, frilosité, etc.) peuvent accompagner la crise.

La migraine est réelle si trois de ces critères ou plus définissent les crises, et ce, uniquement si les examens complémentaires médicaux nécessaires sont normaux (voir à ce sujet l'introduction, à la page 11).

Les causes de la migraine sont **vasomotrices** et **inflammatoires**. Le migraineux est en fait une personne au système circulatoire hypersensible. Ce système réagit par un spasme des artères cérébrales, suivi d'une vasodilatation des petites artères périphériques du crâne qui provoque les symptômes

15

douloureux de la migraine. Les chocs de la vie déclenchent en fait un stress, une réponse d'adaptation, inapproprié chez le migraineux aux vaisseaux sanguins hypersensibles. Certains aliments, les fluctuations hormonales, les allergies, les changements brusques de température, les relations interpersonnelles difficiles, l'hypoglycémie peuvent avoir cet effet. Quand le migraineux vit ces chocs, ses plaquettes sanguines – les cellules qui permettent normalement la coagulation – s'agglutinent trop facilement et libèrent en excès la sérotonine, un messager chimique. C'est elle qui conduit au spasme vasculaire cérébral responsable des signes annonciateurs de migraines : scotomes, hallucinations, perte temporaire de la parole, etc.

À la suite de ce spasme des vaisseaux intracrâniens, une vasodilatation extracrânienne accompagnée d'inflammation provoque la douleur de la crise migraineuse. Les messagers chimiques associés à cette crise sont nombreux : facteur sanguin de libération de la sérotonine (plus élevé chez les migraineux), catécholamines et STH sanguins (hormones du stress), prostaglandines inflammatoires, substance P libérée par le nerf trijumeau de la figure lors de la crise migraineuse, histamine, présente plus particulièrement lors de la migraine induite par certains aliments.

Parallèlement à cet excès de substances pro-inflammatoires produites par le migraineux, il est évident que celui-ci sécrète moins d'endorphines, c'est-à-dire les substances chimiques s'opposant à la douleur fabriquées par notre système nerveux,

RÉSUMONS

PRÉDISPOSITIONS MIGRAINEUSES
(hypersensibilité du système vasculaire, fonctionnement faible du système antidouleur des endorphines, facteur sanguin de libération de la sérotonine élevé)

+

CHOCS DE LA VIE
(alimentation, cycle hormonal, relations interpersonnelles difficiles, hypoglycémie, tensions au travail, problèmes financiers, etc.)

AUGMENTATION DE LA PRODUCTION D'HORMONES DU STRESS AIGU
(noradrénaline et adrénaline, appelées catécholamines) ET
DU STRESS CHRONIQUE SI LES CHOCS SONT FRÉQUENTS (STH hypophysaire)

FRAGILISATION DES MEMBRANES CELLULAIRES
DONT CELLES DES PLAQUETTES

LIBÉRATION DES MESSAGERS DE L'INFLAMMATION
(sérotonine, histamine, prostaglandines inflammatoires, substance P)

VASOCONSTRICTION DES ARTÈRES INTRACRÂNIENNES, PUIS VASODILATATION
DES ARTÈRES EXTRACRÂNIENNES RESPONSABLES DE LA CRISE MIGRAINEUSE

qu'une personne normale. Celles-ci constituent un genre de morphine naturelle destinée à contrôler la perception de la douleur qui est également augmentée chez le migraineux.

La migraine ne représente que 15 % des céphalées chroniques. Parmi celles causées également par un processus d'inflammation et de congestion circulatoire, on note certaines céphalées de cause locale (sinusite), des céphalées de tension (arthrose cervicale), la céphalée de Horton (artérite temporale qui constitue une urgence médicale), la méningite, la présence d'une tumeur cérébrale, etc. Précisons que chacun de ces types de céphalées fera d'ailleurs l'objet d'un chapitre de ce livre. Les traitements proposés doivent être supervisés par un naturopathe expérimenté et membre d'une association sérieuse, par exemple l'ADNQ. Ce professionnel doit tenir compte de la médication déjà utilisée afin d'harmoniser les traitements naturopathiques et allopathiques (conventionnels).

La broméline est une enzyme tirée de la tige de l'ananas vert. Elle a déjà largement été utilisée en rhumatologie et en pathologies cardiovasculaires par de nombreux professionnels rompus aux médecines naturelles. L'idée d'utiliser la broméline dans le traitement de la migraine et des céphalées associées à l'inflammation et à la congestion sanguine m'est venue des travaux de Lacroix, Neu, Rasenberger. Plusieurs de mes patients traités avec cette enzyme pour des problèmes circulatoires ou articulaires voyaient du même coup leurs migraines s'atténuer ou disparaître. Une recherche de James R. Privitera de la Californie arrive aux mêmes conclusions que le docteur Dominik Lacroix et moi-même. On rapporte dans cette étude que 95 % des migraineux observés par le chercheur californien démontrent une tendance accrue à l'inflammation et à l'hyperviscosité sanguine sur des frottis de sang frais. La présence de fibrine qui apparaît rapidement sur ces frottis ainsi que la formation rapide de rouleaux encouragés par cette fibrine objectivent l'observation du docteur Privitera. Il en est de même pour la tendance des plaquettes sanguines à s'agglomérer et à prendre des formes atypiques. Toutes ces observations faites sur frottis de sang frais, comme l'enseigne le Groupe d'étude en biologie alternative (GEBA), illustrent bien le fait que la migraine ou la céphalée de type inflammatoire et circulatoire ne sont pas des phénomènes isolés. Le migraineux ne l'est pas que dans sa tête, il l'est dans tout son corps.

Par ailleurs, une étude française réalisée sur 212 femmes migraineuses de moins de 45 ans démontre une augmentation du risque d'accident vasculaire cérébral (AVC). Une recherche du *British Medical Journal* effectuée avec des femmes de plus de 45 ans cette fois démontre le même phénomène, et l'on connaît bien la richesse des symptômes périphériques circulatoires et inflammatoires accompagnant la migraine (paralysie temporaire d'un membre, engourdissements, diarrhées, spasmes digestifs, etc.).

La broméline révèle une activité remarquable dans la correction de ces états tant en ce qui concerne le frottis de sang frais que la symptomatologie chez plus de 8 malades traités sur 10, résultats cliniques que j'ai obtenus chez plusieurs dizaines de patients. Il reste à souhaiter qu'une étude composant l'efficacité de la broméline à celle d'un placebo (pilule dénudée d'effet thérapeutique) vienne corroborer ces faits. Mais comme la première préoccupation du naturopathe en pratique privée demeure le bien-être du malade, je continuerai à utiliser la broméline : cette enzyme me donne un résultat fiable et très significatif. De plus, elle m'a permis de faire apprécier les médecines douces à des centaines de malades migraineux, ou souffrant d'autres affections, depuis plus de huit ans.

La thérapie de l'équilibre glandulaire, telle que le docteur Yvan Labelle (ouvrages cités en bibliographie) l'a développée et enseignée, complète bien l'emploi de la broméline. Utilisées conjointement, ces deux approches du terrain migraineux se complètent et se potentialisent : les effets sont multipliés. Je suis arrivé à plusieurs reprises à modifier littéralement le devenir du migraineux souffrant de façon importante depuis de longues années. La thérapie de l'équilibre glandulaire est trop longue et complexe pour l'expliquer en détail dans ce livre, mais mentionnons simplement :

- ▸ que cette thérapie est naturelle,

- ▸ qu'elle fait appel à des dilutions homéopathiques,

- ▸ qu'elle vise à rétablir un équilibre glandulaire rompu par le stress chronique,

- ▸ qu'elle vise par conséquent à équilibrer l'activité des hormones de stress et des messagers de l'inflammation produits par le migraineux.

De nombreux travaux, dont ceux du réputé chercheur canadien Hans Selye, ont démontré l'implication de ces hormones dans des phénomènes inflammatoires variés tous exacerbés lors de stress, par la présence de ces mêmes hormones. Selon les travaux de Girerd et Seyle, la STH augmente la vitesse de sédimentation et les phénomènes inflammatoires qui en découlent ; la migraine faisant partie de ces manifestations. La sérotonine, produite par les plaquettes, est au nombre des stimulis capables également de favoriser la libération de la STH pro-inflammatoire. Ces interactions entre les stimulis associés à l'inflammation constituent un véritable cercle vicieux alimenté par les chocs de la vie, le stress qui en découle et le déséquilibre du taux de sucre qui s'ensuit souvent. Le lecteur avide d'informations au sujet de l'impact du stress sur le taux de sucre pourra se reporter aux travaux de Yvan Labelle (voir à ce sujet la bibliographie). Le chapitre 2, « L'hypoglycémie », à la page 27, explique également ces éléments.

Mes travaux sur la migraine et les céphalées m'amènent à considérer l'importance capitale de ces hormones et du stress chronique qui en conditionne le niveau. Le lecteur intéressé à obtenir plus de renseignements sur la thérapie de l'équilibre glandulaire peut communiquer avec moi ou Yvan Labelle pour connaître les cours offerts (les numéros de téléphone figurent dans la section « Ressources », à la page 131) ou encore se reporter aux travaux de ce dernier.

La *Tanacetum parthenium* (*grande camomille*), bien connue, remplace souvent la broméline. Elles partagent toutes deux un mode d'action similaire bien que l'efficacité de la broméline et la tolérance individuelle à cette enzyme me soient apparues de loin supérieures. Elles sont dotées de propriétés anti-inflammatoires et décongestionnantes de la circulation sanguine. Grâce à la *Tanacetum*, la gravité et la fréquence des migraines sont réduites en quatre à six semaines comme l'ont démontré de nombreuses études en double aveugle comparant cette plante à un placebo. Dans une de ces expérimentations, 70 % des 270 migraineux ont constaté une amélioration de leur état. La *Tanacetum parthenium* diminue la production de sérotonine, ce qui réduit l'agglomération des plaquettes. Elle atténue également la

RÉSUMONS

Le traitement naturel de la migraine
et des céphalées d'origines vasculaire et inflammatoire

1 JOUR SUR 2

Prendre 1 ou 2 capsules (parfois plus sous supervision naturopathique) d'un mélange de broméline, 350 mg, de citrate de magnésium, 50 mg, et de tilleul, 100 mg, 20 minutes ou plus avant les deux repas avec un grand verre d'eau. Notons que le magnésium et le tilleul amplifient les effets de la broméline en plus de régulariser les spasmes vasculaires associés à la migraine. La thérapie doit être maintenue pendant quelques mois, puis réduite graduellement. Il arrive même que l'utilisation de la broméline puisse être cessée quand le malade met suffisamment en pratique les conseils offerts dans ce volume en matière d'alimentation et de mode de vie. Quand les chocs diminuent, le stress baisse, et l'inflammation également. On trouve le produit sous le nom Céphalex forte, de Phyto-Santé®.

1 JOUR SUR 2

Utiliser la thérapie glandulaire selon les besoins évalués par un naturopathe gradué et qui connaît l'approche des phénomènes inflammatoires (voir la section «Ressources» à la page 131). Généralement, on fera appel au produit PS-21 de Phyto-Santé®, dont les dilutions visent à atteindre un meilleur équilibre des substances inflammatoires produites en excès lors de la migraine. La dose usuelle est de l'ordre de 2,5 à 5 ml avec de l'eau, le matin et le soir. Le PS-21® est un mélange de dilutions homéophathiques contenant notamment de la STH30CH qui vise à réduire l'effet inflammatoire de la STH.

réponse des vaisseaux sanguins à l'adrénaline et à l'histamine, associées elles-mêmes au déclenchement de la migraine, rappelons-le. L'activité de cette plante s'apparente de près à celle de l'aspirine. Bien qu'elle demeure mieux tolérée que ce médicament populaire, les personnes à l'estomac sensible doivent s'abstenir d'y avoir recours. La dose efficace de parthenolide, le principe actif de la *Tanacetum par-*

thenium, est de l'ordre de 250 mcg par jour répartie en deux ou trois doses.

Le cobalt est également un oligoélément utile dans la correction du terrain migraineux. On gagne à associer le gluconate de cobalt et le gluconate de manganèse (manganèse-cobalt Oligosol) dans le traitement de la migraine. Cette combinaison d'oligo-éléments constitue une bonne solution de rechange pour les gens dont la digestion est trop fragile pour tolérer la *Tanacetum parthenium* ou la broméline. Le manganèse-cobalt aide à réduire significativement la production de plusieurs messagers de l'inflammation associés à la crise de migraine (histamine, prostaglandines, sérotonine) en stabilisant les membranes des cellules associées à la production de ces messagers.

Le manganèse-cobalt aide à régulariser l'équilibre du système nerveux sympathique et parasympathique. Cette dernière action lui confère un effet antistress utile dans la régularisation du niveau d'hormones de stress associées à la crise migraineuse. De plus, le cobalt a une action hypoviscosante (il réduit la congestion sanguine) non négligeable qui est mise ici à contribution. La quantité de manganèse-cobalt utilisée varie de une à quatre doses tous les deux jours, graduellement augmentée selon les besoins. Après quelques mois de suivi et de changement d'alimentation et du mode de vie, cette dose peut être réduite graduellement. Le magnésium possède également des activités antispasmodique, anti-inflammatoire et légèrement hypoviscosante comparables à celles du manganèse-cobalt. De plus, il potentialise les effets de la broméline avec laquelle il constitue une association heureuse.

L'Université de Cincinnati a réalisé une étude sur l'huile de saumon, riche en oméga 3, des acides gras contenus en grande quantité dans la chair de certains poissons (thon, saumon, etc.) et dans certaines graines (lin, chanvre, etc.). L'absorption régulière de ces gras permet de réduire le nombre de migraines hebdomadaires de moitié en six semaines. Les effets anti-inflammatoire et hypoviscosant de l'huile de saumon sont mis à contribution. La quantité nécessaire pour arriver à ce résultat est de l'ordre de plusieurs grammes par jour en capsules de 1 000 mg. Cela nécessite une bonne digestion des gras. Les effets de l'huile de saumon ou de lin se comparent à ceux de la broméline. Cette dernière m'est cependant apparue plus maniable, mieux tolérée et plus efficace. Une utilisation parallèle des deux substances en potentialise l'effet et permet l'emploi de plus petites doses de chacune. Parlez-en à votre naturopathe.

Le gingembre possède également des actions anti-inflammatoire et hypoviscosante utiles pouvant être mises à contribution lors de migraines ou de céphalées de types vasculaire et inflammatoire. Quant à la tisane de gingembre, elle permet de réduire significativement la nausée, les vomissements et les problèmes digestifs qui accompagnent certaines migraines et céphalées.

La vitamine B_2 (riboflavine) favorise, pour sa part, la réduction de l'intensité et de la fréquence des crises migraineuses ; c'est ce que rapporte en effet une étude publiée dans la revue *Cephalgia*. La dose utilisée est de l'ordre de 400 mg chez un groupe de 49 patients. Cette vitamine permet une meilleure oxygénation cérébrale et réduit l'accumulation de déchets locaux associés à la migraine (acide pyruvique, par exemple), qui s'observent en partie à l'examen de l'iris tel que l'enseigne le GEBA. L'inflammation et la congestion sanguine qui caractérisent la crise de migraine et certaines céphalées sont à même de provoquer une ischémie (manque d'oxygène) transitoire du cerveau, qui entraîne à son tour l'augmentation de la production d'acide pyruvique, plus abondante chez les migraineux.

On l'a vu, la nature est généreuse dans ses dispositions à rendre service. Il ne reste qu'à y puiser selon les goûts et tolérances, Dieu a pensé à tous. Un naturopathe diplômé et membre de l'ADNQ se révèle un professionnel capable de vous orienter vers les choix les plus judicieux.

Le migraineux doit se reposer au lit et dans l'obscurité lors de crises. L'exercice physique augmente habituellement la douleur. Le massage des tempes et les compresses fraîches au visage aident à réduire la durée et l'intensité des épisodes de douleur. Le massage des tempes et du cuir chevelu à l'aide d'huile essentielle de *Mentha piperita* (menthe poivrée) est également salutaire.

RÉSUMONS

Le mode d'action des suppléments naturels sur la migraine et les céphalées d'origines vasculaire et inflammatoire

▷ PRÉDISPOSITION GÉNÉTIQUE
(facteur d'une plus grande libération de la sérotonine)

▷ CHOCS DE LA VIE (mauvaises relations, problèmes financiers, variations climatiques, manque de sommeil, manque de relaxation, mauvaise alimentation, etc.)
Les changements alimentaires et du mode de vie agissent ici.

▷ AUGMENTATION DU RELÂCHEMENT DES HORMONES DU STRESS : ADRÉNALINE et NORADRÉNALINE (aussi appelées catécholamines) et STH (hormones de croissance).
La thérapie de l'équilibre glandulaire agit ici (STH 30CH OU PS-21 Phyto-Santé®).

▷ FRAGILISATION DES MEMBRANES CELLULAIRES
(plaquettes, vaisseaux sanguins, globules blancs, etc.)

▷ LIBÉRATION ACCRUE DES MESSAGERS DE L'INFLAMMATION
(sérotonine, kinines, prostaglandines, histamine, thromboxane, etc.).
LA SÉROTONINE favorise le relâchement de la STH (cercle vicieux).
La broméline, l'huile de saumon, le gingembre, le manganèse-cobalt, le magnésium et la Tanacetum parthenium agissent ici.

MIGRAINE OU CÉPHALÉE DE TYPES VASCULAIRE ET INFLAMMATOIRE

Chapitre 2

L'hypoglycémie

L'hypoglycémie se définit comme une chute sous la normale du taux de sucre sanguin, une constante importante dans la nutrition cellulaire. Nos cellules, privées de nourriture, souffrent. Les travaux du docteur Barry Sears démontrent comment les fluctuations rapides du taux de sucre sanguin affectent la circulation en plus de favoriser l'inflammation. La cellule qui subit le choc d'une chute brutale du taux de sucre sanguin augmente sa production de messagers chimiques, qui favorisent l'inflammation et la congestion de la circulation sanguine caractérisant certaines céphalées et migraines (voir à ce sujet le chapitre 1, « L'inflammation et l'hyperviscosité sanguine, à la page 13).

L'hypoglycémie et le jeûne augmentent le déséquilibre vasculaire dont souffrent certaines victimes de céphalées ou de migraines. Comme le cerveau utilise à lui seul 20 % du sucre disponible, une réduction du taux de sucre constitue un choc, au même titre qu'une réduction du flux sanguin.

L'hypoglycémie ou les chutes brutales du taux de sucre sanguin augmentent la production de la STH (hormone de croissance) qui, à son tour, favorise l'inflammation ; c'est en effet ce que démontrent les travaux des docteurs Labelle, Selye, Bensabat, pour ne nommer que ceux-là. De plus, les chutes de sucre et l'insulino-résistance qui en découle (prédiabète ou diabète de type 2) stimulent à nouveau la production de STH hypophysaire dans un cercle vicieux associé au déséquilibre des glandes.

Le plus important à noter est que les hypoglycémiques ne sont pas les seules victimes de ce phénomène. Les diabétiques, qui peuvent également subir des épisodes d'hypoglycémie, ainsi que les gros consommateurs de sucre à index glycémique élevé sont aussi sujets aux inflammations et aux congestions circulatoires. Les travaux des docteurs Airola, Labelle et Sears, entre autres, démontrent en effet qu'une simple variation trop rapide du taux de sucre sanguin, même sans hypoglycémie, peut entraîner un choc cellulaire susceptible de déclencher l'inflammation et la congestion circulatoire.

La consommation des hydrates de carbone à index glycémique rapide – le sucre, le miel, le sirop, la mélasse, les jus, le pain blanc, les pâtes blanches – doit donc être réduite.

En revanche, les pains ou pâtes de grains entiers ainsi que les fruits et légumes sont des hydrates de carbone à index glycémique lent. Une diète appropriée à la condition hypoglycémique permet de réduire les céphalées dans plus de 75 % des cas d'hypoglycémie, selon des études publiées dans les revues *Headache*, n° 18, et *American Journal of Medical Science*, n° 218.

L'hypoglycémique ou la personne sujette aux chutes rapides du taux de sucre doivent donc privilégier ce type d'hydrates de carbone. En outre, elles ne doivent consommer qu'une portion, pas plus, d'hydrates de carbone par repas et y inclure une source de protéines (noix, fromage, viande, légumineuses, poisson, œuf, etc.). Par ailleurs, la prise de quatre à six petits repas peut grandement aider à stabiliser plus rapidement le taux de sucre en début de contrôle.

En plus des conseils donnés au chapitre 1, « L'inflammation et l'hyperviscosité sanguine », la prise de gluconate de zinc-nickel-cobalt et de chromium demeure d'un grand secours en favorisant un meilleur équilibre de la glycémie.

Protocole utilisé lors d'instabilité glycémique

Consulter les informations sur l'inflammation et l'hyperviscosité sanguine (voir à ce sujet le chapitre 1).

▷ Suivre sa diète afin de stabiliser la glycémie.

---

1 JOUR SUR 2

▷ Ajouter la prise de zinc-nickel-cobalt Oligosol à raison de 2 doses dans la journée, en alternant avec la prise de Chromium GTF 200 mcg au repas principal. Ne pas utiliser simultanément le manganèse-cobalt.

Les travaux du docteur Lacroix, inspirés du docteur Leoper, démontrent une production accrue d'acide oxalique chez les gros mangeurs de sucre et les gens dont le taux de sucre est instable. Parallèlement à l'augmentation de la quantité d'acide oxalique, il y a un accroissement de la production de monoxyde de carbone associé à une incidence plus grande de céphalées. Des distensions du côlon droit, c'est-à-dire des ballonnements, sont fréquentes et évoluent parallèlement tout en rendant les symptômes plus aigus. La vitamine B_6 peut, à ce titre, être utilisée afin de réduire cette production d'acide oxalique.

Chapitre 3

Les allergies et les intolérances alimentaires

L'implication des allergies et des hypersensibilités alimentaires dans la migraine et les céphalées n'est plus à démontrer. Ces phénomènes de réaction excessive du système immunitaire provoquent une inflammation associée à la libération d'histamine, de sérotonine, de prostaglandines pro-inflammatoires, de thromboxanes, des substances agissant comme messagers de l'inflammation. Elles provoquent une dilatation des vaisseaux sanguins et une agrégation des plaquettes sanguines. Ces situations sont tout à fait compatibles avec le développement d'une céphalée ou d'une migraine. Mansfield affirme que plus de 30 % des migraines et des céphalées seraient associées à des hypersensibilités ou à des allergies alimentaires. Certaines réactions aux aliments peuvent être retardées et ainsi provoquer la céphalée jusqu'à 24, voire 48 heures après la consommation. Sur le plan expérimental, on arrive à provoquer des migraines et des céphalées à l'aide d'injections d'histamine.

Une étude publiée en 1985 dans le *Annal of Allergy*, n° 55, démontre l'implication de ces phénomènes dans la céphalée et la migraine. À la suite d'une diète faible en allergènes, 19 sujets sur 43 voient leurs migraines diminuer ou disparaître. Dans cette même recherche, 11 des 16 sujets éprouvant déjà des problèmes d'allergies répondent à cette même diète par une réduction marquée des céphalées et des migraines.

Grant (1979) établit que les aliments suivants sont susceptibles de provoquer des crises migraineuses ou des céphalées :

Aliments	% des cas
Blé	78
Oranges	65
Œufs	45
Thé et café	40
Chocolat	37
Lait	37
Bœuf	35
Sucre de maïs ou de canne	33
Levure	33
Champignons	30
Pois	28

Le nombre de migraines et de céphalées chez les patients du groupe évitant ces aliments passe en effet de 402 à 6 par mois en moyenne.

Le docteur Egger (1983) parvient à faire disparaître les migraines de plus de 90 % des enfants grâce à une diète faible en allergènes communs.

Voici la liste dressée par Egger des principaux aliments impliqués dans la migraine ou les céphalées :

Aliments	% des cas
Lait	30
Œufs	27
Chocolat	25
Oranges	24
Blé	24
Fromage	15
Tomates	15

Il est à noter que les enfants raffolent généralement de l'aliment impliqué.

Parmi les autres aliments pouvant provoquer la migraine ou les céphalées, les études démontrent que :

► le **poisson mariné ou fumé**, le **foie de poulet** tout comme les **boissons alcoolisées (surtout le vin rouge)** renferment des amines (tyramine) associées de près au déclenchement des migraines et des céphalées ;

► les **nitrites** que l'on trouve dans les viandes froides, les charcuteries et les viandes traitées déclenchent fréquemment des attaques en favorisant l'inflammation et la dilatation des vaisseaux sanguins. Les neurologues William R. Henderson et Neil H. Raskin arrivent à déclencher une migraine 8 fois sur 13 à partir d'une solution de nitrite de sodium ;

► la migraine est deux fois plus fréquente chez les consommateurs d'**aspartame**, un succédané de sucre, affirme le neurologue new-yorkais R. R. Lipton ;

▶ le **MSG** (glutamate de sodium) utilisé comme additif dans les restaurants chinois est également à la source de bien des migraines et céphalées ;

▶ les **colorants artificiels** et les **saveurs artificielles** sont à proscrire.

Ces substances sont étrangères à l'organisme humain, mal adapté à leur présence, et déclenchent des réactions allergiques et inflammatoires chez les individus prédisposés.

Il importe d'éviter les aliments déclencheurs sur une période de trois à six mois. Si ceux-ci ne provoquent pas d'allergies graves (choc anaphylactique), ils pourront être réintroduits un par un, chaque semaine, du moment qu'ils ne provoquent plus de réactions. On devra cependant limiter la consommation de ces aliments de deux à trois fois par semaine pour éviter de provoquer une nouvelle sensibilisation du système immunitaire. Le fait de varier les aliments que l'on consomme est une clef de voûte de la prévention et du traitement des allergies et des hypersensibilités mineures ou modérées. Le lecteur désirant plus d'informations à ce sujet pourra d'ailleurs consulter mon ouvrage *Le traitement naturel des allergies* (voir la bibliographie).

Comme on l'a vu, la *Tanacetum parthenium*, qui diminue la production d'histamine par le système immunitaire, est une plante que l'on peut utiliser dans le but de réduire la fréquence et la gravité des céphalées et des migraines. On peut donc s'en servir lorsque celles-ci évoluent sur un terrain allergique. Cependant, on veillera à en utiliser un extrait normalisé (garantissant sa teneur en élément actif).

La prise d'enzymes protéolytiques, comme la broméline, d'extrait de muqueuse gastrique, de soufre, de L-glutamine, de suppléments visant à accroître la production d'acide chlorhydrique pourra réduire les allergies ou les intolérances mineures ou modérées en optimisant la digestion normale des protéines, devenant ainsi moins antigéniques. Bien sûr, la prescription de ces produits doit être adaptée à chaque malade. La consultation naturopathique est donc ici une nécessité.

Les allergies saisonnières peuvent également amplifier les céphalées et les migraines. L'histamine, une substance libérée par le système immunitaire lors d'allergies, provoque la céphalée vasculaire ou la migraine chez l'individu prédisposé. On peut en effet provoquer un épisode douloureux chez la personne allergique en injectant de l'histamine dans son courant sanguin – l'expérience a déjà été tentée. Ces céphalées et migraines sont généralement saisonnières et s'accompagnent de larmoiements, d'éternuements, de rhinorrhées ou sinusites. Une désensibilisation progressive grâce à l'homéopathie peut être entreprise afin de réduire ces malaises. La dilution homéopathique d'histamine en 2CH rend ici ses plus grands services à raison de 10 à 50 gouttes, deux ou trois fois par jour. On combinera son utilisation à celle des pollens locaux en 4CH.

Chapitre 4

L'alimentation

En plus des principes déjà expliqués au chapitre précédent, quelques autres notions de base s'imposent. En effet, bien qu'il importe de réduire les allergènes ou les aliments auxquels on pourrait avoir des hypersensibilités, les efforts ne doivent pas se limiter à cela.

L'alimentation doit être saine et le moins raffinée possible. Les hydrates de carbone à index glycémique rapide doivent être remplacés par des hydrates de carbone à index glycémique lent (voir à ce sujet le chapitre 2, « L'hypoglycémie », à la page 27).

Le second élément auquel on devrait porter une attention particulière est le choix des protéines qui composent notre nutrition. Les travaux des docteurs Seignalet, Rona, Bland, pour ne nommer que ceux-là, nous démontrent comment une protéine mal métabolisée par notre système digestif peut déclencher des réactions inflammatoires ou allergiques variées dont **la céphalée et la migraine.**

- Les protéines des **produits laitiers de la vache (lait, yaourt, fromage)** seront remplacées avantageusement par les protéines des produits laitiers de la chèvre. Celles-ci, plus faciles à métaboliser que celles des produits laitiers de la vache, conviennent mieux aux migraineux. Le risque qu'elles provoquent une réaction inflammatoire de la part de notre système immunitaire est beaucoup plus faible.

- Il en est de même pour les protéines du **blé,** de **l'avoine,** de **l'orge,** du **kamut** et de l'**épeautre.** Le pain au levain est beaucoup mieux toléré par nos systèmes enzymatiques, car le procédé de fabrication utilisé assure une prédigestion. Il est ainsi mieux métabolisé et provoque moins de réactions inflammatoires. Optez donc pour les pains au levain et remplacez le plus souvent possible les pâtes de blé entier par des pâtes de riz.

De plus, consommez fréquemment des aliments certifiés biologiques. Vous éviterez ainsi d'épuiser les mécanismes de détoxication hépatique en les surchargeant. Les poisons présents dans nos aliments sont à même de déclencher eux aussi des réactions de type inflammatoire dont les céphalées et les migraines font partie. Le soufre et le molybdène sont quelques-uns des suppléments optimisant la détoxication de plusieurs de ces substances.

Il arrive que le naturopathe fasse appel à des suppléments enzymatiques et à des extraits de muqueuse digestive dans le but d'améliorer la digestion des protéines et de réduire leur pénétration trop rapide dans le courant sanguin.

Les docteurs Rona et Bland, entre autres, nous parlent abondamment de ce phénomène baptisé *leaky gut syndrome* par les Américains. Les extraits de muqueuse digestive visent à améliorer la production des facteurs digestifs de l'estomac, qui amorce la digestion des protéines, en plus de détruire bon nombre de bactéries et de toxines pouvant rendre nos aliments plus antigéniques, c'est-à-dire allergènes. Ce type d'aliments est à même de déclencher des réactions d'inflammation, par exemple la céphalée ou la migraine. Les extraits de muqueuse permettent en plus de régulariser l'absorption de nos protéines, car une absorption accélérée par un système digestif irrité favorise un degré plus élevé d'antigénicité de nos aliments. En régularisant l'irritation présente sur les muqueuses, le supplément de muqueuse digestive vise à réduire les possibilités de céphalées ou de migraines provoquées par la consommation de protéines mal métabolisées. Le supplément d'enzymes digestives achève un travail de digestion des protéines de manière appropriée dans le duodénum ou petit intestin. Les protéines mieux fragmentées à l'aide des enzymes sont davantage assimilées et déclenchent ainsi moins de réactions inflammatoires.

Les individus qui jouissent le plus d'une supplémentation de muqueuse digestive et d'enzymes ne sont pas atteints que de céphalées et de migraines. Généralement, ils connaissent aussi des problèmes de digestion : cernes gras sur l'eau lors de la défécation, morceaux d'aliments dans les selles, syndrome du côlon irritable, ballonnements et gaz. Ils peuvent également souffrir de brûlures ou de lourdeurs d'estomac après les repas et voient parfois leur céphalée disparaître après quelques jours de jeûne. Dans ces cas, il importe de relancer le système digestif par une supplémentation appropriée.

Évidemment, cette supplémentation peut demeurer inutile si un travail de mastication efficace ne précède pas celui de la digestion. Effectivement, mastiquer à fond réduit déjà beaucoup le degré d'antigénicité des aliments.

Ces conseils sur le système digestif sont encore plus importants pour les consommateurs ayant recours à l'aspirine et aux anti-inflammatoires pour soulager les céphalées ou les migraines. Les travaux des docteurs Galland et Lipsky démontrent comment ces médicaments fragilisent la muqueuse digestive en favorisant le développement du *leaky gut syndrome*. C'est donc dire que ceux-ci peuvent soigner les symptômes de votre migraine... tout en favorisant le développement de la prochaine crise.

La qualité des acides gras utilisés pour la cuisine joue également un rôle capital dans la prévention et le traitement naturel des céphalées et des mi-

---

Supplémentation visant à optimiser la digestion des protéines et à réduire le *Leaky Gut Syndrome*

1 JOUR SUR 2
Extrait de muqueuse gastrique 600 mg de Phyto-Santé®:
1 capsule avant les repas (parfois plus sous supervision).

1 JOUR SUR 2
CÉPHALEX FORTE (à base de broméline), de Phyto-Santé®:
1 ou 2 capsules au début de chaque repas (parfois plus sous supervision).

graines. On ne peut se passer des acides gras mono-insaturés, l'huile d'olive par exemple, des acides gras polyinsaturés (oméga 3 et oméga 6) si l'on aspire à la santé. Le saumon et le thon, de même que la graine de lin ou de chanvre, fournissent les omégas 3. Quant aux acides gras oméga 6, ils sont présents dans l'huile de tournesol, de carthame et d'onagre de première pression à froid. La cuisson ou l'hydrogénation entraîne des modifications de la structure de ces acides gras, ce qui favorise l'inflammation et l'hyperviscosité sanguine. Selon les travaux du docteur Dominik Lacroix, directeur du GEBA, l'huile de sésame diminue l'action négative des catécholamines, des hormones de stress, sur les plaquettes. Les acides gras saturés d'un beurre biologique non noirci à la cuisson complètent la consommation d'acides gras. Les viandes, les œufs cuits à feu doux et le fromage fournissent un cholestérol de qualité, nécessaire à la santé de chacune de nos cellules.

Les excès de sel semblent également exacerber les migraines et les céphalées chez certains malades. Selon une étude publiée dans *Headache*, ce condiment

---

Consommation d'acides gras
moyenne par jour pour une personne

Beurre : environ 15 ml. Éviter de noircir à la cuisson.

Huiles de première pression à froid : environ 30 ml.

Noix, graines ou poissons riches en oméga 3 : 1 portion de l'un de ces aliments.

ÉVITER LES HUILES HYDROGÉNÉES.

RÉSUMONS

Aliments à limiter chez le migraineux ou victime de céphalées

Réduire	Remplacer par
Pain à la levure	Pain au levain, seigle de préférence
Œufs	En consommer modérément
Thé et café	Tisane de tilleul ou de mélisse
Chocolat	Limiter les sucres à index glycémique rapide
Lait de vache	Lait de chèvre ou laits végétaux
Oranges	Autres fruits
Sucres rapides (sirop, sucre, miel, mélasse, jus)	Sucres lents (céréales entières à base de riz, par exemple)
Blé, orge, avoine, kamut, épeautre	Pâtes et céréales à base de riz, sarrazin, millet, quinoa, amarante ou encore pain de blé, kamut ou épeautre, mais au levain
Bœuf	En consommer modérément
Levure	Utiliser les pains au levain
Champignons, pois, tomates	En consommer modérément
Fromages	Choisir les moins vieillis
Vin rouge	Modérer la consommation et choisir les vins biologiques et sans sulfites
Charcuteries, viandes froides (sources de nitrites)	Choisir des viandes fraîches
MSG (restaurants chinois)	À éviter
Saveurs artificielles et additifs	Aliments sans saveurs artificielles et sans additifs
Huiles hydrogénées, margarines hydrogénées, aliments contenant ces huiles	Huiles de première pression à froid (lin, sésame surtout). Une consommation modérée de beurre est permise (15 ml/jour)
Sel ou aliments salés	Pas de substituts intéressants ; modérer simplement la consommation
Aspirine et anti-inflammatoires non stéroïdiens	Modérer la consommation et introduire les enzymes digestives et l'extrait de muqueuse gastrique 600 mg de Phyto-Santé® visant à réduire la perméabilité intestinale *leaky gut syndrome* et à améliorer la digestion des protéines

pourrait provoquer des céphalées chez ceux qui y sont sensibles : les personnes hypertendues, futures hypertendues, de même que les victimes de rétention d'eau marquée.

Le chocolat, les graisses cuites, comme les huiles hydrogénées, les œufs, les charcuteries, la mayonnaise, les fromages vieillis, les poissons marinés, la levure de bière contiennent des substances comme la tyramine ou la phényléthylamine qui augmentent la libération de catécholamines et d'histamine chez le migraineux et chez certaines victimes de céphalées.

Chapitre 5

Les céphalées de tension

Les céphalées de tension sont associées à une douleur quotidienne apparaissant au lever et disparaissant au coucher. Celle-ci est sourde et prend parfois la forme d'une pesanteur à la tête ou d'une douleur postérieure, derrière la tête.

Ces céphalées sont également associées à des tensions musculaires de la nuque. Elles provoquent des douleurs lancinantes continues et non pulsatiles, occasionnées par l'irritation des fibres nerveuses consécutive aux spasmes musculaires. Le stress, la fatigue, le syndrome prémenstruel, la dépression, l'arthrose et une mauvaise posture accentuent ce phénomène. C'est généralement dans ces cas que les traitements de massothérapie, d'ostéopathie et de chiropractie soulagent le malade. C'est ici également que l'on fait connaissance avec le nerf d'Arnold que l'on s'efforcera de soulager par des manipulations.

Sur le plan naturopathique, on veillera à équilibrer le système nerveux, à réduire les spasmes musculaires locaux et à traiter l'arthrose cervicale parfois sous-jacente. Les cervicalgies provoquent des douleurs en étau qui serrent la nuque et se projettent de celle-ci vers le dessus du crâne. Elles sont souvent amplifiées par temps humide et plus vives entre 4 h et 8 h du matin et de 16 h à 20 h.

Le magnésium et le manganèse sont les minéraux clés dans ce type de céphalées. Une étude de Weaver portant sur 3 000 femmes fait état de 80 % de réponses favorables au magnésium. Il se révèle un bon antispasmodique musculaire, en plus de réduire légèrement la viscosité sanguine et l'inflammation. Les travaux résumés par les docteurs Douart et Dupouy permettent de constater que le manganèse possède les mêmes indications que le magnésium sur le plan musculaire. Manganèse et cobalt sont généralement utilisés conjointement. Le complexe manganèse-cobalt Oligosol réduit, quant à lui, les tensions musculaires, équilibre le système nerveux et améliore la circulation sanguine locale – le cobalt s'oppose en effet à l'agrégation des plaquettes sanguines. La valériane (*Valeriana officinalis* en concentré liquide) possède pour sa part une racine riche en principes actifs antispasmodiques utiles.

Cependant, c'est à la racine de pétasite que revient la palme dans le traitement de ce type de céphalées. Dotée de propriétés antispasmodiques remarquables, elle est bien connue pour ses effets anti-inflammatoires et antispasmodiques. J'ai bien souvent été surpris de sa grande fiabilité. Les alcaloïdes qu'elle contient nous obligent toutefois à en faire un usage discontinu, trois jours par semaine au plus. Les personnes souffrant de maladies du foie, comme l'hépatite ou la cirrhose, éviteront par contre cette plante alors mal tolérée. Le produit homéopathique PS-21 de Phyto-Santé®, dont nous avons déjà parlé, convient tout particulièrement à ce type de céphalées. Il vise à régulariser à la fois l'inflammation et les spasmes musculaires associés à ce type de céphalées. Le PS-21® contient de la STH 30CH utile dans le contrôle des états inflammatoires chroniques en plus de dilutions homéopathiques visant les tensions musculaires et l'arthrose (cimifuga 4CH, colocynthis 4CH, nayphos 4CH...).

Quand le malade atteint de céphalées de tension est également victime d'arthrose cervicale, on se doit de tenir compte principalement de cette faiblesse des cartilages qui est la source des spasmes et de l'inflammation locale. Pour ma part, j'ai observé, lors de céphalées chroniques, la disparition des symptômes à la suite d'une thérapeutique visant le cartilage. Le supplément de collagène hydrolysé (Glucocal®) est celui qui m'a donné le plus de satisfaction, encore plus que le sulfate de glucosamine qui, lui, ne représente qu'un élément présent dans le collagène formant nos cartilages. Les suppléments de bois de velours contiennent également du collagène, mais m'ont semblé augmenter légèrement la viscosité sanguine. En effet, ce produit enrichit le sang et la formule sanguine. Il contribue par conséquent à augmenter légèrement la viscosité sanguine déjà excessive de certains migraineux (voir à ce sujet le chapitre 1, à la page 13). C'est donc pour ces raisons que, dans les cas d'arthrose cervicale, j'opte pour le collagène hydrolysé qui offre un ensemble de nutriments à notre cartilage articulaire. La silice, un minéral contenu dans la prêle des champs, doit faire partie intégrante de tout traitement naturel de l'arthrose cervicale.

Finalement, il est capital dans ce type de céphalées de corriger les mauvaises postures, d'éviter de lire ou d'écrire de façon prolongée sans relever la tête, de regarder la télévision en position couchée, de parler au téléphone en maintenant le combiné entre l'épaule et l'oreille, de dormir avec une mauvaise posture du cou, etc.

RÉSUMONS

Les céphalées de tension

▷ Les douleurs disparaissent la nuit.

▷ Les pointes d'activités douloureuses se situent entre 4 h et 8 h et de 16 h à 20 h.

▷ Des douleurs sourdes, lancinantes, continues et non pulsatiles sont ressenties à la nuque et à la tête. Généralement, la victime évoque une pesanteur à la tête et une douleur à la nuque.

▷ L'arthrose cervicale y est souvent associée.

▷ Le stress, la fatigue, la dépression, le syndrome prémenstruel et la mauvaise posture amplifient la céphalée.

▷ La massothérapie, la chiropractie et l'ostéopathie peuvent offrir un soulagement partiel.

RÉSUMONS

En cas de spasmes musculaires d'origine nerveuse

1 JOUR SUR 2
Racine de pétasite ou de valériane : suivre les indications du naturopathe.

1 JOUR SUR 2
Manganèse-cobalt Oligosol : 1 ou 2 doses matin et soir et **magnésium chelaté** à 400 mg durant la journée.

PS-21 de Phyto-Santé®: le dosage moyen est généralement de 2,5 à 5 ml pris avec eau avant le déjeuner et le souper.

EN CAS D'ARTHROSE CERVICALE :
Glucocal® (supplément de collagène hydrolysé) : de 2 à 4 capsules de 300 mg au coucher tous les jours pendant 2 mois, puis tous les 2 jours par la suite. Le PS-21 de Phyto-Santé® peut accompagner le traitement de l'arthrose cervicale de même que la prêle des champs, plante riche en silice.

* L'arthrose peut être associée à un certain degré d'intoxication par l'acide urique ou oxalique (voir à ce sujet le chapitre 16, à la page 85).

Chapitre 6

L'anémie

L'anémie, qui entraîne une réduction du nombre ou de la qualité des globules rouges, est une cause possible des céphalées. La réduction de la quantité d'oxygène transporté vers le cerveau par les globules rouges contribue à augmenter la production de certains déchets comme l'acide lactique et l'acide pyruvique, associés aux céphalées et à l'anémie, comme je l'ai déjà mentionné.

Il existe plusieurs types d'anémie susceptibles de provoquer cette réduction caractéristique de l'oxygénation du tissu nerveux. L'anémie ferriprive (manque de fer ou perte excessive de sang), l'anémie pernicieuse (perte de la capacité d'absorption de la vitamine B_{12}), l'anémie par carence en acide folique, l'anémie hémolytique (associée à certaines maladies inflammatoires) en sont les formes les plus communes. Le traitement médical et naturel varie selon la forme d'anémie.

Dans l'anémie ferriprive, l'apport de fer pourra se révéler une bonne solution, mais il importera également de déceler la cause du manque. Une faiblesse du tube digestif (ulcère, diminution de la production d'acide chlorhydrique), une maladie intestinale entraînant des saignements, des menstruations excessives (fibromes, préménopause) peuvent être à l'origine du problème.

Dans l'anémie pernicieuse, le manque de vitamine B_{12} devra être compensé par des injections périodiques à vie. Le malade devrait cependant voir à équilibrer son système immunitaire par une supplémentation et une diète appropriée, ce type d'anémie pouvant en effet témoigner d'un déséquilibre de ce système, qui s'attaque à l'estomac. Cet état favorise l'apparition de plusieurs autres maladies autoimmunes, comme les thyroïdites, le lupus et certaines arthrites, dont les céphalées peuvent être une conséquence.

Les maladies auto-immunes s'accompagnent d'inflammation et parfois d'anémie hémolytique, deux conditions propres à provoquer la céphalée. Des articles publiés dans la revue *Headache* démontrent que la céphalée peut même être le symptôme initial d'un lupus érythémateux ou de certaines thyroïdites. J'ai observé à maintes reprises certaines céphalées qui disparaissent après une thérapie visant à équilibrer le système immunitaire en déroute dans ces maladies. Le Tripterygil, nom d'une plante chinoise, certains anti-oxydants, comme la vitamine E, le produit homéopathique PS-21 de Phyto-Santé®, de même que les extraits de thymus fonctionnent très bien dans ces phénomènes d'immunité déréglée qui produisent des foyers d'inflammation stérile. Ces suppléments permettent de réduire l'hémolyse provoquant cette forme d'anémie en plus de régulariser la production des lymphocytes responsables de ces déséquilibres de l'immunité. L'alimentation doit respecter les grands principes mis en lumière par l'immunologiste Jean Seignalet (voir à ce sujet le chapitre 19, «Les maladies auto-immunes», à la page 99).

L'anémie résulte souvent d'une prise de médicaments qui augmentent les besoins de l'organisme; les immuno-suppresseurs et les anticonvulsivants en sont des exemples. Une consommation réduite de légumes verts augmente considérablement la carence en acide folique. Certaines maladies intestinales peuvent également être la cause de l'anémie.

En résumé, il importe en premier lieu d'adopter des mesures médicales visant à traiter votre forme d'anémie. Un traitement naturopathique de deuxième intention pourra favoriser un retour vers l'équilibre en renforçant votre corps devant les faiblesses l'ayant conduit au type d'anémie dont vous souffrez.

Pour terminer, mentionnons que certaines personnes dont le taux de fer, de vitamine B_{12}, d'acide folique ou de globules rouges est à la limite inférieure de la normale peuvent tout de même présenter tous les symptômes de l'anémie. Il convient de viser à améliorer la formule sanguine de ces malades en devenir chez qui les symptômes de la maladie peuvent précéder son apparition.

RÉSUMONS

Céphalées de l'anémie et leur traitement naturel

ANÉMIE FERRIPRIVE

Fer à dose suffisante pour combler le manque, ainsi qu'une thérapie visant à éliminer la perte de fer (cicatriser l'estomac, l'intestin ou le rein) en plus d'en améliorer l'absorption (estomac et petit intestin) et un plus grand apport de fer naturel (viande rouge, etc.).

ANÉMIE PERNICIEUSE ET ANÉMIE HÉMOLYTIQUE

B_{12} à dose suffisante pour corriger l'anémie et utilisation ciblée de **Tripterygil, de PS-21 de Phyto-Santé®, d'extraits de thymus et d'anti-oxydants,** selon le cas. Ces suppléments visent à moduler l'immunité en déroute qui occasionne de l'inflammation et parfois de l'hémolyse (oxydation des globules rouges).

ANÉMIE PAR MANQUE D'ACIDE FOLIQUE

Acide folique à dose suffisante pour corriger l'anémie.

ANÉMIE PAR DÉSÉQUILIBRE HORMONAL FÉMININ

Alchémille en concentré liquide, bourse à pasteur en concentré liquide et **fer** à dose suffisante pour corriger le déséquilibre.

ANÉMIE PAR FAIBLESSE DE LA MOELLE OSSEUSE

Extrait total de mœlle de poulet WUCHI PAIFENG à dose suffisante pour améliorer l'anémie.

ANÉMIE ASSOCIÉE À UNE FAIBLESSE DE LA THYROÏDE, DU FOIE, DU REIN

Voir à ce sujet les chapitres 7, 16 et 17.

Chapitre 7

La glande thyroïde

La thyroïde est une glande volumineuse située sur la face antérieure du cou. Elle fabrique des hormones impliquées dans la production d'énergie et de chaleur par nos cellules, dans l'absorption du sucre par le système digestif et dans le dépôt du calcium dans nos os. On comprend ici le rôle de la thyroïde quant à la croissance, à la production d'énergie et à l'assimilation du sucre nécessaire à cette production. L'hypothyroïdien peut ainsi être victime de déséquilibre du taux de sucre, lui-même associé aux céphalées.

On comprend bien les signes associés à une baisse d'activités de la thyroïde (hypothyroïdie). La diminution de la sudation, la fatigue, la frilosité, la constipation, la prise de poids – les calories sont moins vite brûlées –, le ralentissement du rythme cardiaque, la sécheresse de la peau, les crampes musculaires, la perte de mémoire – le cerveau manque de sucre et d'énergie, signes communs annonçant une hypothyroïdie réelle ou future.

Le docteur Broda O. Barnes s'est consacré à l'étude de cette glande, traitant plusieurs centaines de malades ou futurs malades, c'est-à-dire des personnes offrant tous les signes cliniques de l'hypothyroïdie, mais ayant des bilans hormonaux encore situés dans les limites de l'acceptable.

Ce qui nous intéresse ici, c'est que ce chercheur affirme avoir observé une réduction de la gravité et du nombre des céphalées chez ses malades traités pour la thyroïde. Il rapporte en effet que **95% des malades atteints à la fois d'hypothyroïdie et de céphalées voient leur céphalée diminuer ou disparaître quand ils sont traités pour des problèmes de la glande thyroïde.**

Pour le docteur Barnes, ce phénomène s'explique par l'œdème, une enflure des tissus, qui accompagne l'hypothyroïdie. Cette situation nous apprend pourquoi certains hypothyroïdiens actuels ou en devenir éprouvent des céphalées. La rétention de liquide devient ici un facteur capable de provoquer ces malaises. De plus, il a observé que l'hypothyroïdie prédispose ces malades à l'anémie – le métabolisme des cellules productrices de globules rouges étant affecté par la chute d'activité de la thyroïde. On sait également que l'hypothyroïdie provoque un ralentissement de la circulation sanguine et une augmentation fréquente du taux de cholestérol. Or, l'anémie, la mauvaise circulation sanguine et l'œdème sont trois conditions capables de déclencher des céphalées.

Si l'hypothyroïdie ou la maladie en devenir affecte une femme en préménopause, le déséquilibre s'accentue. Les travaux du docteur Lee nous permettent de comprendre comment la préménopause s'accompagne d'une diminution de la progestérone circulante, cette hormone produite dans la seconde moitié du cycle hormonal féminin. Cette réduction accroît le pouvoir de l'œstrogène, la deuxième hormone féminine. Celle-ci se manifeste donc plus fortement chez la femme de 35 à 50 ans. Il semble que ce déséquilibre du ratio œstrogène/progestérone favorise certaines céphalées et le déséquilibre thyroïdien. Mentionnons également que l'œstrogène augmente la viscosité sanguine et que le milieu médical tend à en restreindre l'usage de plus en plus, vu les risques plus grands de thrombose et d'accidents vasculaires cérébraux. De plus, l'œstrogène induit une libération accrue de la STH, facteur pro-inflammatoire hypophysaire dont nous avons déjà discuté.

Il n'est pas rare que je vois à mon bureau des femmes ménopausées, utilisant des œstrogènes, aux prises avec, par exemple, des varices en progression, des céphalées et une viscosité sanguine accrue depuis le début de l'hormonothérapie. Un support naturel pour la circulation sanguine de même qu'une thérapie de soutien visant à nourrir la thyroïde s'imposent souvent chez ces personnes parfois incapables de réduire ou d'abandonner l'hormonothérapie.

RÉSUMONS

▷ *L'hypothyroïdie,* même en devenir, peut être la source de céphalées.

▷ *Le déséquilibre de l'œstrogène et de la progestérone,* des hormones féminines, peut accroître l'hypothyroïdie ainsi que les céphalées. Celui-ci accentue également le relâchement de la STH pro-inflammatoire. L'utilisation de la dilution homéopathique de la STH 30CH vise à réduire l'effet pro-inflammatoire de la STH.

▷ *La rétention d'eau, la mauvaise circulation sanguine et l'anémie* sont quelques mécanismes par lesquels l'hypothyroïdie ou *le déséquilibre de l'œstrogène et de la progestérone* peuvent accroître l'apparition des céphalées.

▷ *L'alchemille en concentré liquide (Alchemilla vulgaris)* est une plante renfermant de la progestérone naturelle utile à l'étape de la préménopause. On doit l'utiliser à raison de 30 gouttes, 2 fois par jour.

SOLUTIONS

▷ Faire évaluer son taux d'hormones thyroïdiennes et de TSH pour vérifier la possibilité d'hypothyroïdie, qui devra être traitée avec la médication d'usage au besoin (Synthroid). Demander également une mesure des anticorps spécifiques à la thyroïde dans le but de mettre en lumière une hypothyroïdie en devenir (thyroïdite évoluant à bas bruit).

▷ Pour les hypothyroïdiens en devenir qui offrent toute la symptomatologie de l'hypothyroïdie sans le déséquilibre hormonal, il est souhaitable d'utiliser les outils naturels suivants :

• **Tripterygil** (plante chinoise) en cas de thyroïdite évoluant à bas bruit vers l'hypothyroïdie. Le Tripterygil est un modulant de l'immunité de premier ordre pour ce cas. La STH 30CH peut accompagner l'utilisation de Tripterygil.

• **Organothérapie** adaptée (voir un naturopathe diplômé).

• Le *Fucus vésiculus en concentré liquide* à raison de 30 gouttes, 2 fois par jour, dans un grand verre d'eau.

• **Éviter le chou, le brocoli, le navet, le chou-fleur crus :** ils réduisent l'activité thyroïdienne.

Plus de 20 % des femmes et 5 % des hommes présentent une sécrétion d'anticorps spécifiques à la thyroïde. Une infection virale ancienne ou une auto-intoxication peuvent amener le système immunitaire d'une personne saine à réagir contre le tissu thyroïdien, qui est alors détruit lentement mais sûrement. Dans ces cas, il faut faire appel à une thérapie naturelle modulante de l'immunité.

Chapitre 8

Les céphalées d'origine temporo-mandibulaire

La céphalée d'origine temporo-mandibulaire est associée à une douleur de la mâchoire et de la bouche. Outre les céphalées, les régions de l'oreille et du front peuvent devenir douloureuses. Le déséquilibre de cette articulation peut également provoquer des douleurs à la nuque et aux épaules, aux dents, aux yeux, des étourdissements, etc.

L'ostéopathie se montre d'un grand secours pour ce type de céphalées. L'approche naturopathique vise à calmer les spasmes musculaires locaux associés au déséquilibre et à traiter l'atteinte articulaire parfois sous-jacente.

Les causes du déséquilibre sont le stress, les mauvaises habitudes de mastication, le bruxisme – parfois associé lui-même à la parasitose –, certaines mauvaises habitudes, comme tenir le combiné entre la joue et l'épaule ou un accident d'automobile. L'hypoglycémie, en augmentant le bruxisme nocturne, et les atteintes articulaires peuvent également jouer un rôle.

Le magnésium et le manganèse seront ici mis à contribution en régularisant le système nerveux et en réduisant les spasmes locaux. La grande camomille *Tanacetum parthenium* sera utile à la fois pour les spasmes musculaires locaux de même que pour la céphalée associée. Ces deux traitements sont déjà bien connus pour leur rôle dans le soulagement de la céphalée et de la migraine.

L'arthrite ou l'arthrose peuvent accompagner le déséquilibre temporo-mandibulaire. Dans ces cas, le collagène hydrolysé (Glucocal®), le PS-21 de Phyto-Santé®, la prêle de même que le MSM seront utiles.

RÉSUMONS

Suppléments utiles lors de céphalées d'origine temporo-mandibulaire

▷ **Avant tout : faire vérifier sa prothèse dentaire et son articulé dentaire.**

POUR RÉDUIRE LES SPASMES :

▷ **Manganèse Oligosol :** 1 ou 2 doses tous les 2 jours.

▷ **Magnésium citrate :** de 200 à 600 mg tous les 2 jours.

▷ **Grande camomille *Tanacetum parthenium* :** suivre la posologie d'un extrait normalisé en parthénolides. Utiliser 4 jours par semaine.

LORS D'ARTHROSE :

▷ **PS-21 de Phyto-Santé® :** la dose usuelle est de l'ordre de 2,5 à 5 ml pris avec de l'eau avant le déjeuner et le souper.

▷ **Glucocal® (collagène hydrolysé) :** de 300 à 1 200 mg tous les 2 jours.

▷ **Prêle :** tisane ou capsules 3 jours par semaine.

▷ **Complexe MSM-sulfate de glucosamine et chondroïtine :** tous les 2 jours.

Chapitre 9

La fatigue oculaire

Responsable de douleurs frontales bilatérales, la céphalée causée par une fatigue oculaire est associée à des tensions musculaires émanant du besoin de maintenir un focus visuel prolongé lors d'un travail soutenu à l'ordinateur ou dans les livres, par exemple. La douleur est ressentie derrière les yeux et le front. Une sécheresse des yeux ainsi qu'une douleur au même endroit peuvent accompagner le problème.

L'éclairage, les lunettes, les verres de contact, les horaires régissant les heures de pause et de travail doivent être passés en revue pour éliminer toute inadaptation. Un examen de la vue peut également s'imposer pour évaluer vos besoins. Une pause de 10 minutes après deux heures de travail permet souvent d'éviter la céphalée qui aurait pu perturber la deuxième partie du quart de travail. Fermez les yeux et couvrez-les de vos mains sans exercer de pression durant cette pause.

Les vitamines A et B, l'arnica 4CH et l'Euphraise en concentré liquide (*Euphrasia officinalis*) sont des remèdes naturels utiles pour prévenir ce type de céphalées. Les posologies devront être adaptées à votre situation.

De façon générale, on retiendra qu'une dose de 20 000 UI de vitamine A, trois fois par semaine, et une dose de 200 à 600 mg de vitamine B_2, trois fois par semaine, aident à améliorer le métabolisme de l'œil et donc son fonctionnement et sa résistance. La vitamine B_2 permet plus précisément d'obtenir une meilleure production de l'énergie nécessaire au fonctionnement des muscles de l'œil. Elle est déjà bien connue pour son utilisation dans le traitement naturel de la migraine et des céphalées. La dilution homéopathique d'arnica 4CH, à raison de cinq granules, deux ou trois fois par semaine, vient également ment au secours des gens aux prises avec ce type de céphalées.

En cas de sensation de projection de l'œil vers l'avant, il faudra faire vérifier la possibilité du développement d'un glaucome à traiter. Celui-ci peut rapidement devenir une urgence médicale et les traitements naturopathiques de deuxième intention doivent se conjuguer aux traitements médicaux mis en place dans ces cas. La douleur associée au glaucome se centre sur l'œil.

Il semblerait que le port de lunettes à teintes bleutée ou verte permette de réduire la fréquence et l'intensité des migraines ou des céphalées de la fatigue oculaire. Le rouge, en revanche, accentuerait l'intensité des crises. Il faut donc voir la vie en couleurs, mais avec les bonnes !

Chapitre 10

Les traumatismes

Les céphalées post-traumatiques succèdent à un coup, à un choc, même mineur, ou à une blessure à la tête. Elles peuvent se produire immédiatement, mais parfois plusieurs mois ou années après le choc initial. Les vertiges, les étourdissements, les problèmes de l'humeur, la fatigue, l'insomnie et la diminution de l'attention accompagnent parfois ce type de céphalées. Les suppléments qui visent à consolider les structures musculaires et squelettiques sont indiqués, de même que la massothérapie, l'ostéopathie et la chiropractie. Il importe de toujours questionner la victime de céphalées sur l'origine possible d'un choc crânien ou cervical dans les mois ayant précédé le développement de ses malaises.

Le calcium, le magnésium, le collagène hydrolysé (Glucocal®), la silice, présente dans la prêle, le manganèse, le cuivre, le potassium (Oligosol), le PS-21 de Phyto-Santé® ainsi que la vitamine D_3 méritent d'être utilisés dans le traitement.

RÉSUMONS

Les céphalées post-traumatiques font suite à un traumatisme de la tête ou du cou (vertèbres cervicales). Elles peuvent se produire soit immédiatement, soit plusieurs mois ou années après le choc initial.

PROTOCOLES À AJUSTER SELON LE TRAUMATISME

▷ POUR LES STRUCTURES ARTICULAIRES (vertèbres cervicales, par exemple) :

- **Collagène hydrolysé :** de 300 à 1 200 mg tous les 2 jours.

- **Complexe sulfate de glucosamine et chondroïtine + MSM :** de 1 000 à 2 000 mg de chaque élément tous les 2 jours.

- **Manganèse-cuivre-cobalt Oligosol :** 2 ou 3 doses tous les 2 jours.

- **Magnésium chelaté :** de 500 à 1 000 mg tous les 2 jours.

- **Potassium Oligosol :** 2 doses tous les 2 jours.

- **PS-21 de Phyto-Santé®:** 3 jours par semaine. Le dosage usuel est de l'ordre de 2,5 à 5 ml pris avec de l'eau avant le déjeuner et le souper.

▷ POUR LES STRUCTURES OSSEUSES :

- **Calcium + magnésium + vitamine D3 :** de 600 à 1 200 mg de citrate de calcium, de 300 à 600 mg de citrate de magnésium et de 400 à 800 UI de vitamine D3 tous les jours.

- **Silice :** sous forme d'infusion de prêle à raison de 2 tasses tous les 2 jours.

- **Manganèse-cuivre-cobalt Oligosol :** de 2 à 4 doses tous les 2 jours.

- **Collagène types I et III hydrolysé :** tous les 2 jours.

Pour vous permettre de cibler les suppléments les plus adaptés à votre situation, n'hésitez pas à consulter un naturopathe diplômé et membre d'une association reconnue, par exemple l'ADNQ.

La prise de *Belladonna* 4CH, à raison de deux ou trois prises de cinq granules toutes les 30 minutes, permet de réduire la durée et la gravité des céphalées causées par une exposition solaire, qui agit ici comme un choc. L'arnica sous forme de gel, en massages locaux, ainsi que l'arnica 4CH en dilution homéopathique sont toutes les deux indiquées lors de traumatismes récents.

Chapitre 11

L'exercice physique

L'exercice physique ou même les rapports sexuels occasionnent des ajustements vasculaires brusques pouvant provoquer des céphalées chez un individu prédisposé.

Ces céphalées peuvent être les prémisses à une migraine. Les traitement naturels adaptés pour corriger la migraine sont décrits au chapitre 1, « L'inflammation et l'hyperviscosité sanguine », à la page 13. La symptomatologie de la migraine et de la céphalée d'origine veineuse est accentuée par l'activité physique.

Pour ce qui est de la céphalée d'origine veineuse, il n'est pas rare de rencontrer chez les femmes qui en souffrent la présence de varices, d'hémorroïdes, d'acouphène et d'hypotension. Le bourgeon de sorbier 1D *(Sorbus domestica)* est souvent d'une efficacité remarquable dans ce cas. Il permet d'améliorer non seulement la circulation sanguine locale, mais aussi l'intégrité du réseau veineux. La teinture-mère de mélilot (*Melilotus officinalis*) remplace avantageusement le sorbier dans les cas de tendance à l'hypertension ou au moment de la ménopause.

RÉSUMONS

▷ POUR LA MIGRAINE QUI EST GÉNÉRALEMENT AGGRAVÉE PAR L'ACTIVITÉ PHYSIQUE : voir le chapitre 1, « L'inflammation et l'hyperviscosité sanguine », à la page 13.

▷ POUR LES CÉPHALÉES D'ORIGINE VEINEUSE :

• **Bourgeon de sorbier 1D (Sorbus domestica) de Phyto-Santé®**, à raison de 2,5 ml avant le déjeuner et le souper, OU

Si vous avez tendance à faire de l'hypertension :

• **Mélilot *(Melilotus officinalis)* de Phyto-Santé®**, à raison de 30 à 50 gouttes de teinture-mère après le déjeuner et le souper.

Chapitre 12

Les foyers d'infection

Une infection aiguë ou chronique s'accompagne généralement d'une diffusion de toxines ou de germes aux organes voisins ou, parfois, éloignés. En plus de l'inflammation locale générée par cette infection, cette diffusion est à même de provoquer certaines céphalées. Lors d'une infection aiguë, la céphalée dure le temps de l'infection. Dans le cas d'une infection chronique, elle peut s'installer insidieusement de sorte qu'il devient parfois difficile de faire le lien, pourtant déterminant, entre la céphalée et l'infection. Évidemment, lors de maladies aiguës et menaçantes pour la vie, la méningite, par exemple, il importe de recourir rapidement aux services d'urgence.

Les mécanismes derrière ces céphalées son simples à comprendre. Les infections, ou les toxines qu'elles produisent, augmentent la réaction inflammatoire produite par le système immunitaire qui lutte pour éliminer l'intrus. Durant ce combat, la production des messagers chimiques de l'inflammation par le système immunitaire augmente (leucotriènes, histamine, pros-taglandines, thromboxanes, bradykinines). Or, l'histamine provoque la dilatation des vaisseaux sanguins ; les thromboxanes augmentent la viscosité sanguine (agrégation plaquettaire) ; les prostaglandines amplifient l'inflammation, etc. Il en résulte une plus grande réceptivité aux céphalées ou aux migraines chez les individus prédisposés.

Observons les conclusions d'une étude du docteur Störtebecker auprès de 98 sujets souffrant de céphalées et traités pour éliminer un foyer d'infection dentaire chronique :

- ▸ 65 % sont débarrassés de leurs céphalées ;

- ▸ 23 % voient la fréquence et l'intensité des céphalées diminuer ;

- ▸ 12 % ne voient aucun changement.

L'auteur explique que le système veineux crânien et l'inflammation des structures vasculaires voisinant le foyer d'infection provoquent la céphalée à prépondérance unilatérale. Le côté où elle est ressentie serait celui du foyer d'infection dentaire. Une douleur aux maxillaires, les os de la mâchoire, est souvent à l'origine de certaines céphalées.

Un foyer d'infection aux sinus se manifestant souvent par une douleur frontale bilatérale (sinusite aiguë ou chronique), au rhino-pharynx (céphalées rhinogènes réflexes) ou à l'oreille moyenne (céphalées post-otiques) peut provoquer des céphalées ou des migraines qui jouissent largement de l'aseptisation du foyer d'infection local. Même un foyer d'infection chronique localisé à distance de la tête peut produire des céphalées ou des migraines largement réduites par l'aseptisation du foyer d'infection. J'ai personnellement observé ce phénomène dans des cas de déséquilibre de la flore intestinale (diarrhée, parasitose, candidose) et d'infection urinaire chronique (cystite). Les cours offerts par le GEBA, sous la direction du docteur Dominik Lacroix, ont le grand mérite de couvrir ces aspects.

Bien que des soins naturopathiques personnalisés soient essentiels à chaque malade chronique désireux de s'en sortir, un protocole de base pouvant exceller lors d'une infection aiguë et constituer le traitement initial lors d'une infection chronique mérite d'être mentionné. L'utilisation de la broméline (Céphalex forte, de Phyto-Santé®), largement expliquée au chapitre 1, est tout indiquée ici. Son effet anti-inflammatoire se révèle d'une grande efficacité. La broméline et les formules d'huiles essentielles anti-infectieuses à large spectre se combinent avantageusement. La première permet en effet d'accroître largement l'efficacité des secondes en s'attaquant au réseau de fibrines qui rend l'aseptisation des foyers d'infections chroniques difficile à effectuer. Ces deux produits seront utilisés conjointement sur une période initiale de 30 à 60 jours, au maximum. Les huiles essentielles sont des substances naturelles pourvues d'une activité anti-infectieuse remarquable.

Une céphalée d'apparition récente accompagnée de photophobie – le malade ne supporte pas la lumière –, de vomissements ou d'une augmentation de la température évoque une méningite, qui

---

PROTOCOLE DE BASE
lors de migraines ou de céphalées associées
à un foyer d'infection aigu ou chronique
(60 jours de traitement au maximum)

▷ **Broméline (Céphalex forte®, de Phyto-Santé®) :** 1 capsule, 20 minutes ou plus avant les repas avec un grand verre d'eau. La dose initiale doit parfois être augmentée sous supervision naturopathique.

▷ **Formule d'huiles essentielles** à base d'*Origanum compactum*, d'*Eugenia caryophyllus*, de *Cinnamomum verum*, de *Thymus à thymol*, sous forme de suppositoires ou de capsules, selon le cas. Les capsules doivent être prises en mangeant. Les personnes souffrant de problèmes d'estomac doivent privilégier l'utilisation des suppositoires. Les posologies de base peuvent varier selon le fabricant ; suivre les indications. Vitarom® est une marque d'huiles essentielles authentiques et de qualité.

---

constitue une urgence médicale. La fièvre peut également se manifester avec la céphalée dans les cas d'abcès intracrâniens, qui nécessitent également des soins médicaux d'urgence. Une céphalée persistante, intense et accompagnée de manifestations variées devrait toujours conduire à un examen médical quand elle est d'apparition récente.

Chapitre 13

Les migraines groupées

La migraine groupée, également baptisée « algie vasculaire de la face » ou *cluster headaches*, affecte l'homme dans 90 % des cas. Cette migraine de type circulatoire se caractérise par les phénomènes d'inflammation et d'hyperviscosité sanguine déjà expliqués au chapitre 1. Le fumeur en est plus souvent atteint, l'alcoolique également.

Ces migraines se caractérisent par une douleur intense, unilatérale et plus souvent nocturne (de 21 h à 10 h) ressentie derrière l'œil ou dans sa périphérie. Les larmoiements, la rougeur de la conjonctive, les rougeurs faciales, la congestion nasale accompagnent ce type de migraine qui a la particularité de provoquer des épisodes douloureux récurrents sur une période de six à huit semaines par année. La personne qui en souffre compare souvent les douleurs à une sensation de brûlure, de pulsation ou à celle d'un tire-bouchon que l'on enfoncerait dans sa tête.

On a évoqué un dérèglement de l'hypothalamus qui affecte les cycles biologiques de l'humain. Ce centre nerveux du cerveau est responsable du rythme de relâchement de différents messagers chimiques impliqués dans le cerveau et dans la circulation sanguine. Les attaques de migraines groupées sont plus fréquentes aux changements de saison, responsables des fluctuations brusques de la sérotonine, phénomène à la base du déséquilibre. La sérotonine est un messager du système nerveux qui a la particularité d'influer profondément sur la circulation sanguine (plaquettes, calibre des vaisseaux sanguins, inflammation, etc.). Les attaques sont au rythme de deux ou trois par jour, à raison d'environ 20 minutes chacune. Les crises se répètent durant quelques semaines, parfois même pendant quelques mois. Dix pour cent seulement des malades parviennent à la chronicité. Rappelons que, parallèlement au déséquilibre de la sérotonine, celui de la STH, un messager pro-inflammatoire, s'accentue.

Outre l'application des conseils déjà donnés au chapitre 1, la victime de migraines groupées pourrait rencontrer un naturopathe diplômé afin d'entreprendre un traitement naturel visant à rétablir l'équilibre de l'hypothalamus. Notez que le respect des rythmes de sommeil et de réveil prévus par la nature, de même qu'une prise de repas régulière sont essentiels à cet équilibre. Levez-vous donc le matin, couchez-vous le soir et mangez à des heures fixes. L'histamine exacerbe également les crises chez ces malades.

En fait, le taux d'histamine est sujet à des variations saisonnières. Le printemps et l'automne, saisons les plus communes pour les migraines groupées,

---

RÉSUMONS

Migraines groupées ou algies vasculaires de la face (*Cluster headache*)

▷ Dans 90% des cas, il s'agit d'un homme buvant ou fumant de façon régulière.

▷ Les allergies saisonnières ou, pour le moins, le niveau d'histamine jouent un rôle favorisant les crises.

▷ Les douleurs intenses, généralement unilatérales et à prédominance nocturne (de 21 h à 10 h) sont ressenties derrière l'œil ou à sa périphérie.

▷ Les larmoiements, la conjonctivite, la rougeur de la figure, la congestion nasale accompagnent les douleurs.

▷ Le malade compare les douleurs à une brûlure, à une pulsation ou à une sensation de tire-bouchon enfoncé dans la tête.

▷ Les épisodes douloureux durent de 6 à 8 semaines par année à raison d'un épisode au printemps ou à l'automne, parfois les deux. Les attaques sont au rythme de 2 ou 3 par jour, durant environ 20 minutes. Dix pour cent des malades parviennent à la chronicité.

▷ Un dérèglement de l'hypothalamus et de la sécrétion de sérotonine a été évoqué comme origine du problème.

TRAITEMENT :

▷ Un mélange à base de dilution homéopathique de **Histaminum 2CH + Hypothalamus 7CH + sérotonine 4CH** devrait être utilisé à raison de 2,5 ml avec un grand verre d'eau, 1 ou 2 fois par jour, 3 ou 4 fois par semaine, pendant plusieurs mois. En plus, revoir les conseils donnés au chapitre 1.

▷ La diminution de la consommation de tabac et d'alcool de même qu'une réduction de l'exposition aux allergènes sont souhaitables.

---

sont également celles où les allergies sont les plus courantes. Il semblerait donc que ces deux phénomènes évoluant parallèlement puissent se combiner.

Chapitre 14

Les céphalées de rebond

La céphalée de rebond accompagne généralement la surconsommation de médicaments ou l'arrêt trop brusque de l'un de ceux-ci. Ce phénomène est également bien connu dans l'insomnie (insomnie de rebond). J'en parle d'ailleurs largement dans mon premier livre, *Le sommeil tranquille*.

L'arrêt brusque de la consommation de café, par exemple, provoque une céphalée de rebond, tout comme la carence en caféine, quelques heures après sa consommation. La tolérance et la dépendance aux médicaments d'usage favorisent également l'apparition de ce type de céphalées, associé à l'inflammation ou à l'hyperviscosité sanguine. Pour cette raison, les conseils donnés au chapitre 1 devraient permettre à la victime de mieux s'en sortir. L'originalité du protocole qui y est proposé tient justement compte de ce phénomène. Vous noterez que les suppléments naturels proposés changent chaque jour, même si je n'ai jamais encore observé ce phénomène de rebond avec l'utilisation des produits naturels. En effet, il est toujours souhaitable de cesser l'utilisation d'une supplémentation de façon graduelle. Un naturopathe diplômé et membre d'une association comme l'ADNQ, par exemple, doit vous accompagner lors de la prise de suppléments parallèle à celle de vos médicaments.

Chapitre 15

Les tensions émotionnelles

Les travaux des docteurs Selye, Labelle, Bensabat démontrent comment les chocs déclenchés par des tensions émotionnelles sont susceptibles de provoquer le stress chez l'individu prédisposé. Cela se traduit par la production d'hormones du stress (adrénaline, noradrénaline, cortisol, STH).

Plusieurs de ces hormones favorisent l'inflammation et l'hyperviscosité sanguine qui accompagnent la céphalée ou la migraine (STH, adrénaline, noradrénaline). Certaines sont produites quand le stress est de longue durée (cortisol, STH) et favorisent également l'inflammation (STH) ou les problèmes d'équilibre de la glycémie, ainsi que la rétention d'eau et de sel associée à certaines céphalées (cortisol).

Hans Selye disait que nos maladies proviennent d'un excès d'hormones du stress dans le système. On croit que les céphalées occasionnées par le stress seraient localisées dans la région postérieure du crâne. Elles apparaîtraient plus souvent au lever pour disparaître au coucher. La douleur serait plutôt sourde et parfois ressentie comme une pesanteur sur la tête.

Tout ce qui perturbe l'individu psychologiquement peut déclencher ces phénomènes et, donc, la céphalée ou la migraine. Parmi ces situations, on peut noter une recherche spirituelle intense, des tensions familiales, la mortalité, la maladie, le rejet, la solitude, les problèmes financiers, l'insécurité financière ou émotionnelle, la colère réprimée, l'incapacité à pardonner, les pensées négatives, etc. Une démarche en psychothérapie est alors souhaitable.

Les dilutions homéopathiques de *Ignatia* 4CH et de *Gelsenium* 4CH seront utilisées en alternance – un jour l'un, puis un jour l'autre. La posologie : cinq

---

RÉSUMONS

CHOCS PSYCHOLOGIQUES OU ÉMOTIONNELS

↓

STRESS

↓

AUGMENTATION DE LA PRODUCTION DES HORMONES DU STRESS

↓

AUGMENTATION DES PHÉNOMÈNES
INFLAMMATOIRES ET DE L'HYPERVISCOSITÉ SANGUINE
PROVOQUANT CERTAINES CÉPHALÉES
(voir le chapitre 1)

* Une psychothérapie est souhaitable.

granules, deux ou trois fois par jour pour les deux dilutions. Le PS-26 de Phyto-Santé® renferme ces deux dilutions en plus de contenir certaines dilutions visant à réduire le stress chronique (ACH 9CH, zone limbique 9CH et *Aconitum* 4CH). La posologie usuelle est de l'ordre de 2,5 ml, deux fois par jour, trois ou quatre jours par semaine (parfois plus sous supervision naturopathique). Le PS-21 de Phyto-Santé® peut être utilisé pour des migraines associées à des états de stress chronique. Ce produit permet de diminuer l'effet pro-inflammatoire de certaines hormones du stress chronique (STH, par exemple). On utilise le PS-21 à la dose de 2,5 à 5 ml avec de l'eau le matin et le soir, trois ou quatre jours par semaine.

Chapitre 16

Les reins (hypertension et hypotension)

Le rein est un organe d'élimination qui peut provoquer des céphalées ou des migraines quand son fonctionnement normal est perturbé. Les travaux du docteur Loeper, résumés à maintes reprises par le professeur et directeur du GEBA, Dominik Lacroix, font état de cette réalité.

L'acide oxalique est un déchet normalement éliminé par le rein. Les diabétiques, les hypoglycémiques et les gros consommateurs de jus d'orange et de tomate, de sucre, de rhubarbe, d'épinard, de betterave accumulent ce déchet d'une façon anormale. Le sucre et les aliments énumérés précédemment augmentent la quantité d'acide oxalique produite durant la digestion. Les diabétiques et les hypoglycémiques qui métabolisent mal le sucre produisent également ce déchet. Ces cristaux se retrouvent facilement à l'analyse microscopique de l'urine.

Les gros producteurs d'acide oxalique fabriquent également du monoxyde de carbone. Ce poison du système nerveux augmente la fréquence et l'intensité des céphalées. Dans ces cas, il importe de restreindre la consommation des aliments déjà mentionnés et d'utiliser les draineurs appropriés dans le but d'accélérer l'élimination de l'acide en cause. Les dilutions homéopathiques d'acide oxalique 4CH seront utilisées dans ce but. On procédera, au besoin, à la relance de la fonction pancréatique à partir de zinc-nickel-cobalt Oligosol, de même qu'à l'aide de la prise de chromium à raison de 200 mcg tous les deux jours. Ici, on trouve probablement une partie de l'explication de l'efficacité la vitamine B_6 dans certaines de ces céphalées. Elle permet en effet de réduire la formation des cristaux d'acide oxalique..

L'hypertension, ou haute pression, est une autre condition qui génère fréquemment des céphalées. Il n'est pas rare qu'elle soit associée à une rétention de liquide et de sel dans les tissus. Cette situation favorise souvent la céphalée postérieure, matinale et violente. La victime d'hypertension doit avoir un suivi naturopathique avec un professionnel compétent, car la supplémentation doit s'accorder avec la prise de médicaments, courante dans ces cas.

Il en va de même pour les cas de protéinurie (traces de protéines) dans les urines, qui annonce souvent des problèmes de tension.

L'acide urique est un autre déchet normalement neutralisé par le rein. Certaines personnes l'accumulent anormalement, ce qui favorise le développement de douleurs articulaires, d'arthrose et de céphalées associées ou non à l'arthrose cervicale. L'acide urique est produit principalement à partir des aliments riches en purines (porc, jambon, viande rouge, légumineuses et tofu en excès, charcuteries). Le céleri et la graine de céleri favorisent son élimination. Des complexes de plantes telles que la feuille de frêne, l'écorce de tremble, la verge d'or seront utilisés au besoin afin de favoriser l'élimination de ce déchet qui finit par créer des œdèmes locaux au cerveau, responsables des céphalées.

La perte de sang dans les urines peut finir par provoquer une anémie génératrice de céphalées. La prise régulière d'infusions de prêle, riche en silice, et de l'extrait de rein PMG aideront à éliminer ce problème. Ces suppléments favorisent la cicatrisation des structures locales en plus de combattre l'anémie. La condition doit au préalable avoir été évaluée par l'urologue à la recherche d'une tumeur possible du rein ou de la vessie.

La piloselle en concentré liquide (*Pilosella*), qui possède une activité anti-infectieuse remarquable, s'attaquera aux foyers d'infection chronique de la vessie. Ce traitement doit être suivi évidemment en dehors des périodes de prise d'antibiotiques. Le lecteur peut se reporter au chapitre 12, « Les foyers d'infection », à la page 71, pour mieux comprendre l'impact de ceux-ci sur la céphalée. La pensée sauvage en concentré liquide (*Viola tricolor*), à raison de 60 gouttes par jour, se combine avantageusement à la piloselle. Outre son effet anti-infectieux, elle possède des traces de salicylates utiles.

L'hypotension, ou basse pression, est également une source parfois négligée de céphalées souvent ressenties comme une pression ou un vide sur le

RÉSUMONS

Traitement adapté selon le problème de rein (hypertension ou hypotension)

▷ *EN CAS DE PRÉSENCE D'ACIDE OXALIQUE :*
Éliminer les sucres à index glycémique rapide (miel, sirop, mélasse, sucre). **Réduire** la quantité de betteraves, d'épinards, de rhubarbe, de tomates et de jus de tomate. Utiliser le gluconate de **zinc-nickel-cobalt** à raison de 2 doses tous les 2 jours; le **chromium GTF** à raison de 200 mcg tous les 2 jours; la **vitamine B$_6$** à raison de 250 mg tous les 2 jours; l'**acide oxalique 4CH** à raison de 5 à 10 granules, 3 fois par semaine.

▷ *EN CAS DE PRÉSENCE D'ACIDE URIQUE :*
Réduire la quantité de porc, de jambon, de viandes froides, de charcuteries, de viande rouge et éviter l'excès de légumineuses. **Augmenter** la consommation d'eau minérale, de céleri, de graines de céleri moulues, de poires, de concombres et de pommes. Utiliser le mélange **PS-4 de Phyto-Santé®** (verge d'or [20%], frêne [40%], peuplier [40%]) à raison de 20 à 50 gouttes, 2 fois par jour tous les 2 jours.

▷ *EN CAS D'HÉMATURIE MICROSCOPIQUE*
(GLOBULES ROUGES DANS L'URINE) :
Traiter l'anémie si elle est présente. Utiliser la **prêle** en tisane à raison de 2 tasses (500 ml) tous les 2 jours. Selon les besoins, utiliser du **PMG** à raison de 3 à 6 comprimés tous les 2 jours ou de la **piloselle en concentré liquide** (infection) à raison de 5 ml, 2 fois par jour, de 3 à 6 fois par semaine.

▷ *EN CAS D'HYPERTENSION :*
Ajuster les recommandations à la médication utilisée. **Consommer** 4 branches de céleri tous les 2 jours; de 3 à 4 poires tous les 2 jours. **Augmenter** la consommation de poireaux, d'oignons et de citrons. **Couper le sel.** Utiliser au besoin la formule **PS-2 de Phyto-Santé®** (*Viscum album* [10%], *Veratum album* [4%], *Cratægus oxyacantha* [43%], *Allium* [43%]). Si la médication n'est pas encore utilisée, on peut espérer une chute des tensions MAXIMA et MINIMA de l'ordre de 10 à 20%. Cette formule doit être utilisée à raison de 5 ml avec de l'eau, après le déjeuner et le souper (parfois plus sous supervision).

▷ *EN CAS D'HYPOTENSION :*
Ribes nigrum 1D, 2,5 ml le matin et le midi, de 3 à 5 jours par semaine. Traiter l'anémie si elle y est associée.

dessus du crâne. La raison en est que le cerveau est insuffisamment irrigué en oxygène. L'augmentation de la quantité d'acides pyruvique et lactique qui s'ensuit favorise la céphalée. Si le fait de traiter l'hypertension est salutaire pour la qualité de vie de l'hypertendu, on néglige trop souvent la victime d'hypotension. Les symptômes de fatigue, les étourdissements, le manque de concentration qui accompagnent les céphalées de l'hypotendu se verront grandement réduits par la prise régulière de cassis *(Ribes nigrum)* 1D à raison de 2,5 ml le matin et le midi, de trois à six jours par semaine. Le cassis 1D permet de relancer l'activité des glandes surrénales qui sont au cœur du contrôle de l'équilibre de la pression sanguine.

Il est à noter que l'hypotension s'accompagne souvent d'anémie, et vice versa. Le traitement devra évidemment tenir compte de cette réalité.

Chapitre 17

Les problèmes digestifs

C'est connu, des problèmes digestifs peuvent être à l'origine du déclenchement de céphalées.

La **mélisse** (*Melissa officinalis*) est une tisane qui augmente légèrement le flux de la bile, aidant ainsi le foie. Elle chasse les gaz et atténue les spasmes. Cette plante calmante convient particulièrement bien lors de « digestion nerveuse ». Infuser 5 ml de plante par tasse d'eau durant 10 minutes ; boire de deux à trois tasses (500 à 750 ml) de cette infusion durant la journée. Les cas de syndrome du côlon irritable bénéficient grandement de la mélisse.

Le **tilleul** (fleurs et feuilles) fluidifie légèrement le sang en plus de favoriser la digestion et de réduire les spasmes.

La **camomille romaine** (*Anthemis nobilis*), à raison de deux à trois tasses (500 à 750 ml) par jour, permet de réduire les ulcérations digestives et les céphalées. Elle favorise le travail de l'estomac et du tube digestif.

J'ai expliqué dans le chapitre 4, «L'alimentation», à la page 37, comment une irritation du tube digestif pouvait favoriser le développement de céphalées.

Le **romarin** (*Rosmarinus officinalis*), à raison de 5 ml par tasse à infuser 10 minutes, favorise l'élimination des gaz, des céphalées et des problèmes de congestion du foie. Cet hypertenseur léger convient bien aux personnes souffrant d'hypotension et de mauvaise digestion.

L'huile essentielle de menthe poivrée *(Mentha piperita)* est particulièrement utile dans les cas de céphalées et de migraines. Son action antalgique permet de l'utiliser localement sur la tête, le front et les tempes (éviter toutefois le contact avec les yeux) afin de réduire le symptôme. La prise de deux à trois gouttes à chaque repas améliore grandement le fonctionnement du foie et convient particulièrement bien à ce type de céphalée. Cependant, les personnes victimes de reflux gastro-œsophagien tolèrent mal la menthe poivrée.

La constipation doit être combattue afin d'éviter des conversions pathologiques de constituants alimentaires, comme la thyrosine et l'histidine, par des bactéries intestinales anormales en substances toxiques capables de déclencher céphalées et migraines. Une formule à base de **racine de rhubarbe, de bactéries lactiques et de racine de guimauve** (Hygiaflore® de SuperDiet) peut être utilisée de deux à trois fois par semaine afin d'assurer un mouvement intestinal suffisant. Une **gymnastique abdominale** devra être entreprise en cas de constipation chronique si on désire s'en tirer à long terme. Évidemment, on reverra la **diète** pour vérifier si la consommation d'eau est suffisante et si l'apport de fibres est satisfaisant. Notez cependant que certains cas de constipation spasmodique associée au syndrome du côlon irritable jouissent souvent d'une réduction de l'apport en fibres. Dans ce cas, il est préférable de manger des légumes cuits ou semi-cuits.

Le **soufre,** à raison d'une prise par jour sous forme de gluconate de soufre (Oligosol), de même que le gluconate de **manganèse-cobalt** (Oligosol) à raison d'une dose trois fois par semaine, puis six fois après quelques semaines, sont utiles dans le traitement des migraines et des céphalées provenant de perturbations digestives et d'hypersensibilités alimentaires. La digestion normale des aliments en est favorisée. L'élimination de l'histamine capable de déclencher les céphalées ou les migraines est accélérée et sa production est réduite grâce au manganèse.

De plus, le manganèse-cobalt a une action antispasmodique utile et décongestionnante pour la circulation sanguine. J'ai fait appel à ce protocole à de nombreuses reprises pour des individus hypersensibles, tolérant mal les autres suppléments ; la prise d'oligoéléments et de tisanes appropriés fait merveille. Les doses doivent être ajustées selon l'âge et l'état du malade. Les victimes du syndrome du côlon irritable, qui souffrent de céphalées fréquentes, se portent très bien grâce au manganèse-cobalt combiné à la tisane de mélisse.

L'homéopathie nous donne les dilutions de *Nux vomica* **4CH** et de *Lycopodium* **4CH** pour s'attaquer aux céphalées d'origine hépatique. Les dilutions seront utilisées en alternance à raison de quatre granules toutes les deux heures, pendant les quelques heures ou jours nécessaires au rétablissement à la suite d'abus alimentaires.

Une modification de la diète s'impose et doit passer par une réduction de l'alcool, des fritures, des huiles hydrogénées, de la crème, du beurre, du sucre blanc et autres aliments augmentant l'irritation des voies biliaires. La cigarette est également à proscrire.

Il m'est aussi arrivé, à quelques reprises, de voir des céphalées éliminées par une prise de **choline et d'inositol** (deux vitamines) à raison de 300 à 1 000 mg chaque jour. Ce traitement vaut son pesant d'or lors de céphalées associées à une stéatose hépatique, c'est-à-dire une infiltration graisseuse du foie.

Chapitre 18

Le syndrome prémenstruel

Les travaux résumés par le docteur Werbach mentionnent une réduction marquée du magnésium présent dans les globules rouges de la victime de céphalées associées à un syndrome prémenstruel.

On sait que les fluctuations hormonales subies par la femme durant son cycle hormonal sont susceptibles d'augmenter les phénomènes d'inflammation et d'hyperviscosité sanguine. Les recherches du docteur Lee démontrent combien le déséquilibre hormonal féminin favorise cette situation ; parallèlement au déséquilibre ovarien, il se produit un déséquilibre de la production de la STH, l'hormone de croissance, par l'hypophyse. Or, ces états favorisent l'inflammation et l'hyperviscosité sanguine qui sont à même de provoquer la céphalée ou la migraine (voir à ce sujet le chapitre 1, à la page 13).

Outre les conseils donnés dans ce chapitre, la dilution homéopathique de *Sanguinaria* **4CH** peut rendre service lors de la congestion sanguine, de céphalées et de bouffées de chaleurs accompagnant les fluctuations hormonales. On l'utilisera dans ces cas en alternance avec le **manganèse-cobalt** sous forme d'oligoéléments. La première journée : prise de *Sanguinaria* 4CH à raison de cinq granules matin et soir ; la deuxième journée : prise de manganèse-cobalt à raison de deux à quatre doses quotidiennes.

Les dilutions de **Cyclamen** 4H et de **Sepia** 4CH remplacent avantageusement la *Sanguinaria* chez la femme plus jeune aux prises avec un syndrome prémenstruel accompagné de migraines. La **teinture-mère de mélilot** (*Melilotus)* à raison de 10 à 50 gouttes, deux fois par jour, tous les deux jours, convient davantage aux femmes ménopausées ou préménopausées ayant tendance à l'hypertension, aux varices et aux migraines.

Le **framboisier 1D** (*Rubus idoeus)* convient pour les syndromes prémenstruels associés à des migraines et spasmes utérins importants. Sa posologie est de l'ordre de 2,5 ml, deux fois par jour.

Concernant les menstruations plus rares et peu abondantes, appelées oligoménorrhées, il faudra utiliser la **sauge** *(Salvia officinalis)* à raison de un à deux sachets dans une tasse de tisane après chaque repas. La sauge convient bien au début de ménopause difficile avec tendance à l'hypotension et aux céphalées. Lors d'aménorrhées, on fera appel à cette plante conjointement pour une organothérapie, qui recourt à des extraits d'hypophyses ou d'ovaires, adaptée aux faiblesses de la personne.

Pour les menstruations qui reviennent de façon courante tous les 20 ou 21 jours, c'est à la **baie de**

gattilier *(Vitex agnus-castus)* ou à l'**alchémille** *(Alchemillia vulgaris)*, utilisée durant la deuxième moitié du cycle, que nous devrons avoir recours. Ces deux plantes sont à même de rétablir l'équilibre de la progestérone. Le cycle reprend une durée plus normale, de 26 à 30 jours, les risques de développer une anémie sont amoindris et les céphalées sont corrigées. Lors de ce même scénario d'un cycle court, **la vitamine B$_6$** sera également utile. En effet, celle-ci permet de réduire les effets pro-inflammatoires d'un déséquilibre du ratio œstrogène/progestérone. Une dose de 250 mg par jour pourra être utilisée dans la première partie du cycle ainsi que quelques jours avant les règles.

Chapitre 19

Les maladies auto-immunes

Dans les cas de maladies auto-immunes, le système immunitaire commet l'erreur de s'attaquer à ses propres structures.

La thyroïdite, dont nous avons déjà parlé au chapitre 7, «La glande thyroïde», est un exemple de ce déséquilibre. Le docteur Goldberg mentionne que 3 % de la population est atteinte de thyroïdite d'Hashimoto, qui provoque des céphalées, de la fatigue, des allergies, de la dépression, de l'anxiété, des palpitations ainsi que des problèmes de sommeil. Des références plus récentes mentionnent que plus de 20 % des femmes et plus de 5 % des hommes sains sont atteints de thyroïdite évoluant à bas bruit les conduisant vers l'hypothyroïdie. Les extraits de thymus et de Tripterygil (bégonias des montagnes) viennent grandement en aide aux malades atteints de thyroïdites, qui doivent cependant faire l'objet d'un suivi tant médical que naturopathique. Ce dernier a pour but de sauver la glande avant que le système immunitaire ait terminé de la détruire, provoquant du même coup une hypothyroïdie contre laquelle les suppléments deviennent inutiles. Parallèlement aux extraits de thymus et au Tripterygil, la broméline (Céphalex forte®) doit être utilisée pour maîtriser l'inflammation et pour favoriser la réduction de la réaction auto-immune. La broméline permet en effet, selon les travaux résumés par les docteurs Rasenberger et Neu, de réduire la formation des complexes-immuns qui favorisent la destruction de la glande thyroïde. Les travaux résumés par le docteur Lacroix nous font prendre conscience de l'importance d'aseptiser un foyer d'infection parallèle pouvant évoluer et affecter la thyroïde. Une infection virale ou bactérienne chronique favorise l'induction de phénomènes auto-immuns, parmi lesquels on compte la thyroïdite clinique ou sub-clinique évoluant à bas bruit. Les maladies auto-immunes doivent faire l'objet d'un suivi naturopathique serré, car leur traitement est délicat.

Le pain régulier doit être abandonné au profit du pain au levain, et les produits de la vache remplacés par ceux de la chèvre. La nature trop antigénique de certaines protéines contenues dans le blé et le lait de vache augmente en effet la réaction auto-immune, selon les travaux de l'immunologiste Jean Seignalet.

L'artérite, une maladie auto-immune de l'artère, s'accompagne également d'inflammation et de congestion sanguine susceptibles de provoquer des céphalées, surtout dans le cas de l'artérite temporale. La broméline (Céphalex forte®) pourra avantageusement être utilisée ici en alternance avec le cobalt Oligosol. Les extraits de thymus ont toujours leur place, mais ceux-ci doivent être donnés à doses suffisantes lors de manifestations à caractère auto-immun (de 1 à 1,5 g par jour, 5 ou 6 jours par semaine). Ils permettent de stabiliser le niveau des différentes populations de lymphocytes. Ce déséquilibre des lymphocytes est au cœur du déséquilibre auto-immun. Les travaux résumés par les docteurs Pizzorno et Murray permettent de saisir toute la valeur de cet extrait thymique comme traitement de fond des pathologies auto-immunes. Les conseils alimentaires valables pour la thyroïdite s'appliquent également pour l'artérite.

L'arthrite rhumatoïde, la sclérose en plaques, le lupus, le syndrome de Sjogrën et certaines hépatites constituent une famille de maladies auto-immunes où la migraine et les céphalées pourront être abordées sous le même angle quand elles accompagnent le déséquilibre. La céphalée peut même constituer le symptôme initial d'un lupus érythémateux. L'avantage de ces indications tient principalement au fait que l'on travaille à la fois sur la maladie auto-immune et sur la céphalée ou la migraine évoluant parallèlement. Dans certains cas cependant, la myasthénie grave par exemple, les extraits de thymus devront être remplacés par des suppléments plus appropriés comme ceux de bégonias des montagnes. Rappelons que ces maladies nécessitent un suivi personnalisé.

Des travaux récents permettent aussi de comprendre l'implication des phénomènes auto-immuns dans le développement des déséquilibres du pancréas. Certaines pancréatites chroniques auto-immunes évoluant à bas bruit pourraient ainsi conditionner le développement de problèmes glycémiques et enzymatiques.

La STH 30CH sera également utilisée lors de manifestations auto-immunes articulaires (arthrite, lupus, sclérodermie...). En plus de moduler la réaction inflammatoire excessive, celle-ci permet de corriger le terrain migraineux souvent associé. La dose usuelle est de l'ordre de 2,5 ml pris avec de l'eau le matin et le soir.

RÉSUMONS

▷ *Plusieurs maladies auto-immunes s'accompagnent d'inflammations et de céphalées.*

▷ *L'ARTÉRITE TEMPORALE :*
Elle constitue une **urgence médicale** où la naturopathie peut agir en parallèle étant donné les risques de cécité. La prise de **broméline (Céphalex forte, de Phyto-Santé®)** et de **cobalt** en alternance est tout indiquée et complète l'usage des corticoïdes dans le retour vers la santé.

▷ *LES THYROÏDITES (ÉVOLUANT PARFOIS À BAS BRUIT VERS L'HYPOTHYROÏDIE) :*
La **broméline (Céphalex forte, de Phyto-Santé®)** est très efficace. La prise de 1 à 1,5 g **d'extrait de thymus,** 5 ou 6 jours par semaine, et de **Tripterygil** (bégonias des montagnes), selon la dose recommandée par le fabricant, est tout indiquée.

▷ *AUTRES MALADIES AUTO-IMMUNES :*
La broméline, les extraits de thymus, la STH 30CH et le Tripterygil peuvent être utilisés, selon le cas, pour d'autres maladies auto-immunes.

Chapitre 20

Les névralgies

Les névralgies provoquent une sensation d'éclairs électriques douloureux brefs, fréquents et sans horaire précis. Elles sont responsables d'environ 4 % des céphalées.

Dans le cas de la névralgie du trijumeau, appelée la maladie de Trousseau, les décharges électriques douloureuses touchent les régions du front et des yeux (nerf ophtalmique de Willis) ainsi que les maxillaires, surtout supérieurs, sur la moitié du visage seulement. Le simple effleurement de ces zones déclenche les douleurs et une série de contractions involontaires de la moitié du visage, baptisées « tics douloureux de la face ». Cette région hypersensible constitue une « zone gâchette ». La carbamazépine est le médicament utilisé par la médecine traditionnelle afin de calmer ces douleurs.

Les grands classiques de la médecine naturelle venant à la rescousse de la névralgie du trijumeau sont :

1. Le *Gelsemium sempervirens* en teinture-mère (T.-M.) à raison de 5 à 10 gouttes, 3 fois par jour, ou le *gelsemium sempervirens* 4CH en dilution homéopathique possédant les mêmes indications à raison de 5 à 7 granules, 2 fois par jour.

2. L'*Aconitum napelus* (T.-M.) à raison de 5 à 10 gouttes, 2 fois par jour. La dilution homéopathique en 4CH possède la même action à raison de 5 à 7 granules, 2 fois par jour.

3. La *Solanum nigrum* (T.-M.) à raison de 10 gouttes, 3 ou 4 fois par jour. Celle-ci peut également être diluée au $1/10^e$ en applications locales (compresses).

4. La *Bellabonna* (T.-M.), ou *Datura stramonium* (T.-M.), à raison de 10 gouttes, 3 fois dans la journée. Ces plantes sont contre-indiquées dans les cas de glaucome, d'hypertension ou d'hypertrophie de la prostate.

5. L'*Arnica* (T.-M.) à raison de 5 à 10 gouttes le matin, et faire des applications locales.

6. La vitamine B_1 à raison de 200 mg par jour et le *Conium maculatum* (T.-M.) (dosage recommandé par le GEBA).

7. Les dilutions homéopathiques de *Colocynthis* 4CH, *Spigelia anthelmia* 4CH, *Verbascum thapsus* 4CH et *Magnesia carbonica.*

8. L'utilisation de *Venus flytrap* et de squalène, selon les doses recommandées par le GEBA.

L'utilisation de ces plantes sous forme de teintures-mères doit être réservée à un thérapeute qui en connaît l'usage, et ce, particulièrement si on les combine. Cette phytothérapie ne doit pas être associée au hasard avec la médication d'usage.

Les dilutions homéopathiques peuvent avantageusement être combinées sous forme de préparation composée en parties égales de *Gelsemium sempervirens* **4CH,** d'*Aconitum napelus* **4CH** et de *Spigelia anthelmia* **4CH**. Celle-ci peut être utilisée un jour sur deux à raison de 2,5 ml avec de l'eau, le matin et le soir, en alternance avec la préparation suivante utilisée un jour sur deux selon la même dose : *Colocynthis* **4CH,** *Verbascum thapsus* **4CH** et *Bryonia* **4CH**, en parties égales.

Chapitre 21

Les céphalées de causes organiques

Les céphalées de causes organiques, bien qu'elles ne représentent qu'un faible pourcentage, méritent tout de même qu'on s'y attarde. La nature des dommages qui y sont associés nécessite un suivi médical d'urgence auxquels les soins naturopathiques adaptés peuvent être conjugués en deuxième intention.

Un glaucome aigu provoque une douleur aiguë unilatérale et centrée sur un œil qui peut apparaître rouge, gonflé et dur. Une baisse de l'acuité visuelle ainsi que des vomissements peuvent y être associés. Le risque de cécité est présent et les traitements naturopathiques doivent viser le mode de vie, l'alimentation et le terrain précis du malade, en particulier ses faiblesses, afin de réduire les récidives, et ce, en deuxième intention seulement.

Une artérite temporale (maladie de Forestier ou maladie de Horton) occasionne une augmentation de la vitesse de sédimentation et un risque de cécité. Elle occasionne des douleurs brûlantes et intenses sur le dessus du crâne, accompagnées, parfois, de picotements du cuir chevelu. Celles-ci peuvent être unilatérales ou, parfois, bilatérales, et sont généralement situées dans la région temporale. On utilisera habituellement la cortisone pendant plusieurs mois. Le traitement naturopathique parallèle devra être personnalisé selon le patient, mais comportera l'utilisation de l'huile de sésame indiquée dans les cas de maladies inflammatoires et auto-immunes. Une consommation de 30 ml par jour d'huile de sésame de première pression à froid est tout indiquée. La silice présente dans la prêle des champs (à consommer sous forme de tisane tous les deux jours) permet d'améliorer l'intégrité de la structure des artères touchées par l'inflammation. Les teintures-mères de millepertuis (2,5 ml, deux fois par jour) et d'arnica montana (de 10 à 20 gouttes, deux fois par jour) ont des effets anti-inflammatoires et régulateurs des spasmes, utiles lors d'artérite.

Les traitements naturels de deuxième intention visent généralement à restaurer une immunité affaiblie. Les céphalées accompagnées de fièvre doivent toujours faire l'objet d'un examen médical de routine étant donné les risques d'abcès ou de méningite.

Chapitre 22

La femme enceinte

La grossesse agit comme un sédatif de la migraine : celle-ci disparaît généralement chez la femme enceinte. Il arrive cependant que la pré-éclampsie provoque des céphalées durant cette période.

Les traitements naturels seront alors donnés parallèlement au suivi médical serré que nécessite cette situation. Généralement, les sages-femmes, reconnues maintenant au Québec, sont en mesure de fournir un soulagement efficace et un suivi approprié.

Cet état d'auto-intoxication associé à une prédisposition pour l'hypertension peut être prévenu par des mesures naturelles appropriées.

Les bouillons d'oignons et de poireaux devraient faire régulièrement partie du menu. Le céleri, le concombre, les asperges, les poires et la graine de céleri moulue doivent également être consommés fréquemment dans le but de favoriser le travail des reins. Il est aussi capital de respecter le régime désodé, c'est-à-dire réduit en sel.

La sage-femme pourra également faire des recommandations personnalisées afin d'éviter ce choc toxique de la grossesse. La prêle, les racines de garance et de pissenlit sont trois des plantes utilisées couramment à cette fin. Leur utilisation et la posologie doivent être adaptées à chaque maman. Consultez votre sage-femme.

Chapitre 23

Le prolapsus de la valve mitrale

Le prolapsus de la valve mitrale, une valve cardiaque, est responsable de certaines céphalées en relation avec l'oxygénation normale des cellules qui se trouve alors perturbée. On a observé que 85 % des malades atteints de cette affection souffre d'un manque de magnésium érythrocytaire, dans les globules rouges. Cette situation est associée à une augmentation des catécholamines circulants. Ceux-ci encouragent l'agrégation des plaquettes sanguines qui, à son tour, provoque les céphalées.

Lors de prolapsus des valves cardiaques, les mesures naturopathiques doivent être adaptées. Outre le magnésium qu'on utilisera à raison de 150 à 300 mg par jour, la **broméline (Céphalex forte, de Phyto-Santé®)**, à raison de 300 à 700 mg par jour conjointement au magnésium, rendra de grands services afin de prévenir l'agrégation des plaquettes sanguines associée à une plus forte incidence des céphalées et des risques de caillots sanguins menant à l'embolie. Si l'aspirine est utilisée sur une base régulière, on devra l'utiliser en alternance avec la broméline.

Les bonnes sources de silice, comme le millet, les pois chiches, les oignons et la prêle, seront utiles dans la lutte contre la calcification et l'induration de ces valves qui pourraient mener à l'opération et aux risques de complications. La dilution homéopathique de *Causticum* 4CH sera utilisée pour cette même raison, en plus des teintures-mères de *Rubia tinctoria* et de *Triticum repens* à raison de 5 à 20 gouttes de chacune, prises soir et matin tous les deux jours.

Les suivis naturopathique et médical sont capitaux dans les cas de prolapsus des valves. Cette complication est très fréquente chez les victimes de rhumatisme inflammatoire aigu.

Chapitre 24

L'alcool, le tabac et la pollution

Parmi les chocs que l'homme peut s'infliger tous les jours, les polluants et irritants de son environnement jouent un rôle déterminant. Ceux-ci agissent comme de véritables agresseurs, car ils irritent nos cellules, qui produisent alors une quantité accrue de messagers de l'inflammation et de la congestion sanguine (leucotriènes, histamine, sérotonine, thromboxanes) responsables de phénomènes variés dont les céphalées et la migraine.

L'alcool induit une stimulation du SRF (*serotonin releasing factor*) qui permet une libération accrue de sérotonine par les plaquettes sanguines et une vasodilatation, deux phénomènes responsables de céphalées et de migraines.

Le tabac induit une hypoxie, c'est-à-dire un manque d'oxygène. Il constitue un vasoconstricteur responsable de la première étape de la crise vasculaire de la migraine.

La pilule anticonceptionnelle et les hormones sont associées à une augmentation de la viscosité sanguine qui peut augmenter les céphalées, les migraines et les risques d'AVC. Il semble que les pilules les plus fortes en hormones augmentent les risques. Il arrive cependant que la pilule ou les hormones permettent un meilleur équilibre chez certaines femmes ayant un cycle hormonal très perturbé ou souffrant d'une préménopause difficile. On assiste alors parfois à une diminution des céphalées et des migraines. Une réduction semblable aurait généralement pu être obtenue grâce aux produits naturels sans les risques associés à l'hormonothérapie. Gardons en mémoire que c'est généralement le ratio entre la production d'œstrogène et de progestérone qui se déséquilibre, plus que la quantité absolue de l'une ou l'autre hormone.

Les tapis, la poussière, la mauvaise ventilation, les animaux de compagnie ou tout autre allergène présent en quantité excessive dans l'environnement du migraineux ou de la victime de céphalées sont susceptibles d'augmenter la fréquence des épisodes douloureux. Outre les conseils déjà donnés aux chapitres sur les allergies et l'alimentation (voir à ce sujet les chapitres 3 et 4, aux pages 31 et 37), le migraineux ou la victime de céphalées doivent éviter, autant qu'ils le peuvent, les allergènes communs.

Certaines références mentionnent également de ne pas négliger les métaux lourds comme origine possible des céphalées. Il semble que le mercure, présent, entre autres, dans les amalgames dentaires, puisse être impliqué. Évidemment, les risques augmentent avec le nombre d'obturations. Les cas d'intoxication aux métaux lourds sont généralement liés aux occupations professionnelles des gens. Le plomb contamine l'humain lors d'exposition aux peintures, à l'essence, dans l'industrie, etc.

Le cadmium est présent dans les feuilles d'emballage en plastique, les boîtes de conserve, les récipients galvanisés, le café instantané, les distributrices de boissons gazeuses, la cigarette, pour ne nommer que ces produits. Celui-ci conduit à l'hypertension et aux céphalées.

Quant aux herbicides, aux fongicides, aux pesticides, aux additifs et aux colorants de synthèse, nous avons déjà bien assez fait l'éloge d'une alimentation saine et biologique pour vous inciter à faire les bons choix.

Chapitre 25

Les médicaments

Bien que les thérapies naturelles soient efficaces pour corriger progressivement le « terrain migraineux » ou les céphalées chroniques, celles-ci demeurent moins efficaces pour traiter une migraine ou une céphalée dans sa phase aiguë. Voilà pourquoi les médicaments existent. Je compare souvent la santé à un jardin pour faciliter une meilleure compréhension chez mes malades.

Les médicaments sont les insecticides, les pesticides ou les herbicides qu'on se doit d'utiliser parfois pour sauver une récolte. Les suppléments naturels se comparent davantage aux engrais dont on peut se servir pour fertiliser le sol afin de l'améliorer et ultimement, grâce à de bons engrais biologiques et à des techniques de jardinage appropriées, ne plus avoir besoin de ces produits non exempts de toxicité. Ces derniers sont comparables aux médicaments quand ils sont utilisés de façon excessive.

Il faut donc retenir que les thérapies naturelles visent à renforcer le terrain pour réduire graduellement la fréquence et l'intensité des migraines ou des céphalées. Ce travail nécessite de la patience, de la détermination et un désir d'obtenir un contrôle plus naturel ou parfois même une guérison des états migraineux ou des céphalées. Mais revenons à nos médicaments.

L'aspirine ainsi que les médicaments qui s'y apparentent entraînent des dommages à l'estomac (gastrite, ulcères), aux intestins, des nausées, une irritation du foie et des reins et parfois de l'anémie. Elle est reconnue pour augmenter la fréquence des céphalées de rebond (voir à ce sujet le chapitre 14, à la page 79). Ses effets secondaires fréquents nous invitent à l'utiliser parcimonieusement ; elle provoque moins d'effets négatifs quand on en alterne l'usage avec le cobalt (Oligosol) à raison de deux à quatre doses tous les deux ou trois jours. On limite de cette façon les rebonds ainsi que les effets secondaires, et on gagne en efficacité. Notez que l'aspirine n'est pas un remède de fond visant à modifier le terrain, mais bien un remède de crise.

L'acétaminophène (Tylenol et autres médicaments semblables), lorsqu'on en abuse, provoque souvent la céphalée de rebond ainsi que des problèmes de foie ou de reins et des allergies.

Les anti-inflammatoires non stéroïdiens (Advil, Anaprox, Toradol, Indocin, Motrin) provoquent une irritation gastrique, de la rétention d'eau et des problèmes visuels. La broméline, le cobalt et le PS-21 de Phyto-Santé® (voir le chapitre 1, « L'inflammation et l'hyperviscosité », à la page 13) peuvent être avantageusement utilisés tous les deux ou trois jours en alternance avec ces médicaments pris les autres jours. Cette façon de faire vise à réduire graduellement le besoin de médication et à en limiter les effets négatifs. Les travaux des docteurs Rona, Galland, Lipsky démontrent comment l'abus des anti-inflammatoires entraîne un phénomène baptisé *leaky gut syndrome* où le système digestif tend à s'irriter et à favoriser une digestion anormale des aliments. Celle-ci, à son tour, entraîne des céphalées et des migraines (voir le chapitre 4, « L'alimentation », à la page 37).

Les narcotiques peuvent provoquer la nausée, la constipation, la somnolence, les céphalées à rebond ainsi que les étourdissements. Le Demerol et la codéine sont au nombre des médicaments utilisés dans les situations très douloureuses. Certains narcotiques sont combinés avec des analgésiques (Tylenol, Fiorinal). Les dérivés de la morphine et la codéine sont des analgésiques centraux associés à une dépendance importante.

L'ergotamine (tartrate d'ergotamine, dihydroergotamine) agit en entraînant une constriction du vaisseau sanguin dilaté. Cette situation calme le malade temporairement, mais ne lui permet pas d'éliminer la source de ce problème vasculaire. L'ergotamine peut, de plus, entraîner des problèmes digestifs, musculaires, respiratoires et nerveux. Elle provoque également des céphalées à rebond. Rappelons aussi que la constriction initiale du vaisseau sanguin est à la source de la mauvaise oxygénation locale qui favorise par la suite la céphalée ou la migraine (dilatation du vaisseau sanguin).

Certains antidépresseurs visant à stimuler la production de sérotonine sont également utilisés. Ceux-ci entraînent une prise de poids, de la fatigue, des rétentions de liquide, la constipation et des problèmes cardiovasculaires (augmentation de l'hypertension, par exemple). Elavil et Prozac sont deux des illustres membres de cette famille. La sérotonine contribue à augmenter l'agrégation plaquettaire sanguine. Personnellement, j'ai observé que certains produits naturels visant à augmenter la production de sérotonine (5HTP, Rhodiola) semblaient davantage augmenter que diminuer les céphalées de mes patients; j'ai donc abandonné cette avenue qui semblait également perturber la circulation sanguine déjà fragile de la majorité des malades migraineux. Les impatiences, les hémorroïdes et les varices ne semblaient pas profiter de ces traitements. Quant aux triptans, qui imitent les effets de la sérotonine, on connaît leur rôle vasoconstricteur qui provoque des oppressions thoraciques.

Paradoxalement, la pharmacologie utilise également des agents visant à bloquer les effets de la sérotonine sur les vaisseaux sanguins. Je comprends mieux la logique de cette dynamique de recherche. Cependant, la prise de poids, les crampes, les hallucinations, le développement d'adhérences semblent liés à l'usage excessif de ces médicaments.

Les anti-histaminiques peuvent être utiles lors de céphalées d'origine allergique, mais ils risquent de provoquer une augmentation de la pression sanguine, des palpitations, des problèmes digestifs et le phénomène de rebond.

On a tenté également d'utiliser certains bloqueurs des canaux calciques et certains bêta-bloquants. Résultat : des succès et des échecs. Les triptans qui prennent la vedette présentement promettent plus d'efficacité, moins d'effets secondaires et beaucoup de nouveauté... Il faudra attendre quelques années avant d'en connaître vraiment les effets secondaires possibles.

Bref, la modération a bien meilleur goût ! Utilisez donc les médicaments pour vous soulager et la thérapie naturopathique pour consolider et réduire graduellement votre besoin de médicaments.

Conclusion

Comme vous avez pu le constater tout au long de cet ouvrage, une approche naturopathique demande à être personnalisée. La spécificité des suppléments naturels prescrits assure généralement le succès de cette démarche. Il est capital d'être bien guidé dans ce vaste domaine des céphalées et des migraines.

La nature et son créateur sont généreux dans leur disposition à permettre une gestion naturelle des états migraineux ou des différents types de céphalées.

Bien que certaines affections lésionnelles puissent nécessiter une intervention médicale d'urgence, la visite médicale de première intention se soldera généralement par un diagnostic de migraines, de céphalées de tension, d'anémie, d'hypertension légère, de diabète, d'hypoglycémie, d'allergie ou de toute autre condition commune pour lesquelles une médecine douce bien ciblée peut aider beaucoup.

Bibliographie

Airola, Paavo. *Hypoglycemia a Better Approach,* Oregon, Health Plus Publisher, 1977.

Bader, Jean-Michel. « Le stress tue les neurones », *Science et vie* n° 889, octobre 1991.

Balch, James F., et Phyllis A. Balch. *Prescription for Nutritional Healing,* New York, Avery Publishing, 1997.

Barnes, Broda O. *Hypothyroidism the Unsuspected Illness,* New York, Harper and Row, 1976.

Bateson Koch, Carolee. *Allergies Disease in Disguise,* Vancouver, Alive books, 1994.

Baudoux, D. *Formulaire d'aromathérapie pratique,* Bruxelles, D. Baudoux, 2000.

Beck, James, et Deva Beck. *Les endorphines,* Paris, Souffle d'or, 1993.

Bensabat, Soly. *Le stress c'est la vie,* Paris, Robert Laffont, 1989.

Bensabat, Soly. *Vive le stress,* Paris, Robert Laffont, 1997.

Besson, Philippe-Gaston. *Acide-base, une dynamique vitale,* Les Tattes, Trois Fontaines, 1991.

Besson, Philippe-Gaston. *Je me sens mal, mais je ne sais pas pourquoi,* Les Tattes, Trois Fontaines, 1994.

Bisserbe, Jean-Claude, et Jean-Philippe Boulanger. « Les effets négatifs de l'anxiété », *Science et vie,* n° 168, septembre 1975.

Bland, Jeffrey. *Digestive Enzymes,* New Canaan, Keats Publishing inc., 1983.

Boulet, Jacques. *Dictionnaire de l'homéopathie 2001*, Monaco, Édition du Rocher, 2000.

Bretsher, Mark. « Les molécules de la membrane cellulaire », *Pour la science* n° 905, mars 1993.

Brewerton, Timothy D., et autres. « A Study of the Seasonal Variation of Migraine », *Headache*, juillet 1990, p. 511-513.

Carper, Jean. *Les aliments ont leurs vertus*, Montréal, Éditions de l'Homme, 1994.

Chaput. Mario. *Le sommeil tranquille*, Montréal, Édition Fleurs sociales, 1998.

Chaput, Mario. *Traitement naturel des allergies*, Montréal, Édition Fleurs sociales, 2000.

Chazaud, Jean du. *Ces glandes qui nous gouvernent*, Paris, Édition Équilibre aujourd'hui, 1990.

Chichoke, Anthony J. *Enzymes and Enxyme Therapy*, New Canaan, Keats Publishing inc., 1994.

Curtay, Jean-Paul. *La nutrithérapie*, France, Éditions Boiron, 1985.

Dowzynsi, Alexandre. « Les prostaglandines super-médicament du siècle », *Science et vie*, n° 696, septembre 1975.

Douart, Jean-Patrice. *L'oligothérapie en pathologie fonctionnelle*, Paris, Maloine, 1994.

Dupouy, André. *Les oligo-éléments en médecine fonctionnelle*, Paris, Maloine, 1985.

Dupouy, André. *Oligothérapie*, Paris, Maloine, 1988.

Facchinetti, Fabio, et autres. « Magnesium Prophylaxis of Menstrual Migraine : Effects on Intracellular Magnesium », *Headache*, mai 1991, p. 298-301.

Franchomne, P., et D. Penoël. *L'aromathérapie exactement*, France, Roger Jollois, 1990.

Girerd René. *Contribution à l'étude de la sécrétion d'hormone somatotrope au cours du stress*, Paris, Jemmapes, 1953.

Guermonprez, Michel. *Matière médicale homéopathique*, France, Éditions Boiron, 1997.

Hanerz, Jan. « Orbital Phlebography Signs of Inflammation in Episodic and Chronic Cluster Headache », *Headache*, septembre 1991, p. 540-542.

Kamen, Betty. *Hormone Replacement Therapy Yes or No*, Novato Nutrition Encounter Inc., 1993.

Krohn, Jacqueline. *Allergy Relief and Prevention*, Vancouver, Harthley et Marcks Publishers, 1996.

Labelle, Yvan. *Vaincre les maladies rhumatoïdes et inflammatoires*, Montréal, Édition Fleurs sociales, 1997.

Laborit, Henri. *L'inhibition de l'action*, Paris, Masson, 1979.

La Mancusa, Rita, et autres. « Blook Leukotrienes in Headache : Correlation with Platelet Activity », *Headache*, juin 1991, p. 409-414.

Lechemia, Didier. *Migraines et maux de tête*, Paris, Albin Michel, 1995.

Lee, John R. *Natural Progesterone*, Sebastopol, BLL Publishing, 1993.

Lesur, Gilles. « Pancréatite sclérosante ou allergique », *Medline*, mai 2001.

Levy, Philippe. « Les causes des pancréatites non alcooliques et non biliaires », *Medline*, septembre 2002.

Lienhard, Gustav, Jan Glot, Davie James et Mike Mueckler. « L'absorption du glucose par les cellules », *Pour la science*, mars 1992.

Loin, Jean-Baptiste. « La chronologie », *La vie naturelle*, n° 102, février 1995.

Marz, Russel B. *Medical Nutrition from Marz*, 2nd edition, Portland, Omni-press, 1997.

Matte, Ronald et Raphaël Bélanger. *Endocrinologie*, Paris, Doin Éditeurs, 1993.

Mowrey, Daniel B. *The Scientific Validation of Herbal Medecine*, New Canaan, Keats Publishing, 1986.

Munno I., et autres. « Immunological Aspects in Migraine Increase of IL-10 Plasma Levels During Attack », *Headache*, septembre 2001, p. 764-767.

Murray, Micheal T. *The Healing Power of Herbs*, Rocklin, Prima Publishing, 1995.

Murray, Micheal T., et Joseph Pizzorno. *Encyclopedia of Natural Medecine*, Rocklin, Prima Publishing, 1998.

Nagasawa, Arata et autres. « Inflammatory Alterations in Muscle Contraction Headache », *Headache*, septembre 1991, p. 543-545.

Narcelis, John, et autres. « Spontaneous Low Cerebrospinal Fluid Pressure Headache », *Headache*, mars 1990, p. 192-196.

Nasako, Tabata, et autres. « Cosinor Analysis of Heart Rate Variability in Ambulatory Migraineurs », *Headache*, juin 2000, p. 457-463.

Nen, Sven, et Karl Rassberger. *Les enzymes-santé*, Genève, Édition Jouvence, 1992.

Nosnaim, Aron D., et autres. « Patelet Monoamine Oxidase Activity in Female Migraine Patients », *Headache*, juillet 1990, p. 488-490.

Passwater, Richard A. *EPA Marine Lipids*, New Canaan, Keats Publishing, 1982.

Payne, Thomas J. et autres, « The Impact of Cigarette Smoking on Headache Activity in Headache Patients », *Headache*, mai 1991, p. 329-332.

PDR for herbal medecine, Medical economics company, New Jersey, 2000.

Pfeiffer, Carl C. et Pierre Gonthier. *Équilibre psycho-biologique et oligo-éléments*, Équilibre d'aujourd'hui, 1988.

Philpoot, William H. et Kalita Dweght. *Brain Allergies*, New Canaan, Keats Publishing, 1980.

Robbins Lawrence. « Migraine and Anticardiolipid Antibodies Case Reports of 13 Patients, and the

Prevalence of Antiphospholipid Antibodies in Migraineurs», *Headache*, septembre 1991, p. 537-539

Rona, P. Zoltan. «Leaky Gut a Cause of Autoimmune Disorders», *Health naturally*, n° 24, octobre/novembre 1996.

Rudin, Donald et Cara Felix. *Omega 3 Oils*, New York, Avery Publishing, 1996.

Sarrel, Phillip et autres. «Estrogen Actions in Arteries, Bone and Brain», *Scientific American*, n° 3, 1994.

Sears, Barry. *Enter the zone*, États-Unis, Regan Books, 1998.

Seignalet, Jean. *L'alimentation la troisième médecine*, Paris, Éditions François Xavier de Guibert, 1996.

Selye, Hans. *Le stress de la vie*, Ottawa, Lacombe, 1975.

Sirim. *Alors survient la maladie*, Montréal, Boréal express, 1984.

Solomon, Seymour et autres. «Arterial Stenosis in Migraine : Spasm or Arteriopathy», *Headache*, janvier 1990, p. 52-59.

Schmitt, Walter H. *Common Glandular Dysfunctions in General Practice*, Chapel Hill, 1981.

Schwob, Marc. *La migraine*, Paris, Flammarion, 1998.

Schwob, Marc. *Pour vaincre la migraine*, Paris, Bernard Grasset, 1985.

Tétau, Max. *L'homéopathie végétale*, Paris, Similia, 1990.

Tétau, Max. *Nouvelle clinique de gemmothérapie*, Paris, Similia, 1987.

Tétau, Max. *Nouvelle clinique d'organothérapie diluée et dynamisée*, Paris, Similia, 1986.

Tétau, Max et Claude Bergeret. *La phytothérapie rénovée*, Paris, Maloine, 1983.

Uknis, Audrey et Stephen D. Silberstein. «Migraine and Pregnancy», *Headache*, juin 1991, p. 372-374.

Van Der Meer, Antonia. *Les maux de tête chroniques*, Québec, Éditions de l'Homme, 1991.

Vazquez-Cruz, J. et autres. «A Prospective Study of Chronic or Recurrent Headache in Systemic Lupus Erythematosus», *Headache*, mars 1990, p. 232-235.

Weiss, Howard D. et autres. «Post-traumatic Migraine : Chronic Migraine Precipitated by Minor Head or Neck Trauma», *Headache*, juillet 1991, p. 451-456.

Welch, William. «Les cellules et le stress», *Pour la science*, nᵒ 189, juillet 1993.

West, Paul et Don Todman. «Chronic Cluster Headache Associated with a Vertebral Artery Aneuvrysm», *Headache*, avril 1991, p. 210-212.

Ressources

On peut joindre les personnes suivantes à ces numéros de téléphone :

- Mario Chaput, n.d.   450-375-6446
- Dominik Lacroix, HP   514-723-6904
  Directeur du GEBA
- Yvan Labelle, n.d.   450-565-8500
- Phyto-Santé®   1-800-567-4003
- Institut en science
  naturelle Robert   514-274-0014

Table des matières